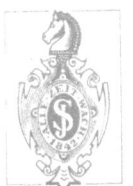

Pädiatrie: Weiter- und Fortbildung
Herausgegeben von H. Ewerbeck

Nephrologie – Urologie

Redaktion: J. Brodehl

Unter Mitarbeit von
M. Brandis J. Brodehl J. H. H. Ehrich
H.-P. Krohn H. Mildenberger G. Offner
H. Peters D. Weitzel U. Wurster

Mit 25 Abbildungen und 26 Tabellen

Springer-Verlag
Berlin Heidelberg New York Tokyo

Herausgeber

Prof. Dr. Hans Ewerbeck
Städtisches Kinderkrankenhaus, Pädiatrische Klinik
Amsterdamer Straße 59, D-5000 Köln 60 (Riehl)

Redaktion

Prof. Dr. med. Johannes Brodehl
Abteilung Kinderheilkunde II und Pädiatrische Nieren-
und Stoffwechselerkrankungen
Kinderklinik der Medizinischen Hochschule
Konstanty-Gutschow-Straße 8, D-3000 Hannover 61

CIP-Kurztitelaufnahme der Deutschen Bibliothek
Nephrologie - Urologie / Red.: J. Brodehl. Unter Mitarb. von M. Brandis ... -
Berlin; Heidelberg; New York; Tokyo: Springer, 1985. - (Pädiatrie)
ISBN-13: 978-3-540-15609-3   e-ISBN-13: 978-3-642-70602-8
DOI: 10.1007/ 978-3-642-70602-8
NE: Brodehl, Johannes (Red.)

Das Werk ist urheberrechtlich geschützt. Die dadurch begründeten Rechte,
insbesondere die der Übersetzung, des Nachdruckes, der Entnahme von
Abbildungen, der Funksendung, der Wiedergabe auf photomechanischem oder
ähnlichem Wege und der Speicherung in Datenverarbeitungsanlagen bleiben, auch
bei nur auszugsweiser Verwertung, vorbehalten. Die Vergütungsansprüche des § 54,
Abs. 2 UrhG werden durch die ‚Verwertungsgesellschaft Wort', München,
wahrgenommen.

© Springer-Verlag Berlin Heidelberg 1985

Die Wiedergabe von Gebrauchsnamen, Handelsnamen, Warenbezeichnungen usw.
in diesem Werk berechtigt auch ohne besondere Kennzeichnung nicht zu der
Annahme, daß solche Namen im Sinne der Warenzeichen- und Markenschutz-
Gesetzgebung als frei zu betrachten wären und daher von jedermann benutzt
werden dürften.

Produkthaftung: Für Angaben über Dosierungsanweisungen und
Applikationsformen kann vom Verlag keine Gewähr übernommen werden.
Derartige Angaben müssen vom jeweiligen Anwender im Einzelfall anhand anderer
Literaturstellen auf ihre Richtigkeit überprüft werden.

Gesamtherstellung: Appl, Wemding. 2125/3140-543210

Geleitwort

Da die enorme Zunahme medizinischer Information jetzt auch in der Kinderheilkunde dazu geführt hat, daß das fachärztliche Wissen etwa alle acht Jahre zur Hälfte erneuerungsbedürftig ist, neigen viele Kollegen zur Resignation. Die offensichtliche Unmöglichkeit alle neuen Erkenntnisse schnell zu verarbeiten, führt zu einer Art Informationsabwehr. Man zieht sich auf die „eigenen Erfahrungen" zurück und beruhigt sein Gewissen durch die Annahme einer simplifizierten, oft durch bestimmte Interessenkreise manipulierten Fortbildung.
Das Bedürfnis nach laufender Fortbildung und nach Übersicht über das eigene Fachgebiet sollte aber nicht erlahmen. Unsere Fortbildung sollte nicht nur dem Zufall überlassen bleiben. Allerdings ist es auch dem Fortbildungswilligen heute neben seiner Tätigkeit in Klinik und Praxis kaum mehr möglich, aus dem Meer der Informationen das Wichtigste alleine herauszusuchen.
In dieser Lage bietet diese Reihe eine Hilfe an. Zahlreiche in der Kinderheilkunde auf Spezialgebiete konzentrierte Kollegen haben sich bereit erklärt, aus ihrem Fachgebiet für die Fortbildungswilligen die wichtigsten Fortschritte für Klinik und Praxis zu selektionieren, so daß sich der Leser auf ihr Fachwissen stützen kann.
Verlag und Herausgeber bemühen sich zusätzlich, diese Informationen so darzubieten, daß man sie ohne Zeitverlust und ohne die Lektüre unwesentlicher Einzelheiten aufnehmen und sich einprägen kann. Diese Fortschrittsberichte sollen in unregelmäßigen Abständen erscheinen und aus allen Spezialgebieten der Kinderheilkunde in gedrängter und systematischer Form das Wichtigste zur Darstellung bringen.

H. Ewerbeck

Vorwort

Die Nephrologie ist ein Teilgebiet der inneren Medizin, das sich heute weitgehend verselbständigt hat. Es ist durch eine eigene Weiterbildungsordnung gekennzeichnet, die die Diagnostik und Therapie der Nierenerkrankungen und der Hypertonie, die Indikationsstellungen für urologische und gefäßchirurgische Eingriffe, die Dialysebehandlung und konservative Aspekte der Nierentransplantation umfaßt. Die Urologie ist seit langem ein selbständiges chirurgisches Fach, das die Diagnose, Behandlung, Prävention und Rehabilitation von Erkrankungen des männlichen Urogenitalsystems und der weiblichen Harnröhre beinhaltet. Es kennt keine Altersbegrenzung, und ein Teilgebiet für die pädiatrische Urologie ist nicht definiert. Das Gebiet der Kinderheilkunde umfaßt die Erkennung und Behandlung aller körperlichen und seelischen Erkrankungen des Kindes von der Geburt bis zum Abschluß der somatischen Entwicklung, vor allem die angeborenen und im Kindesalter erworbenen Störungen und Erkrankungen. Es gibt keine Teilgebietsbezeichnung für eine pädiatrische Nephrologie. Die Kinderchirurgie schließlich ist ein Teilgebiet der Chirurgie, das sich u. a. mit der neonatalen Chirurgie und den angeborenen Mißbildungen befaßt. Auch sie kennt offiziell keinen Zusatzbereich, wie den einer pädiatrischen Urologie.
Der vorliegende Band steht unter dem Generalthema der pädiatrischen Nephrologie und Urologie. Diese Teilbereiche der Medizin gibt es also offiziell nicht. Der Inhalt stellt daher eine echte interdisziplinäre Thematik dar, bei der allerdings die Richtung eindeutig festgelegt ist. Im Mittelpunkt sollen das kranke Kind und sein Kinderarzt stehen. Der Kinderarzt betreibt noch Ganzheitsmedizin im besten Sinne. Er sieht das ganze Kind und sein Umfeld und setzt sich mit den Beschwerden und Erkrankungen auseinander. Er muß herausfinden, welche Organsysteme betroffen

sind. Vielfach wird er bei der weitergehenden Organdiagnose und -behandlung auf Grenzen seines Wissens und seiner Erfahrung stoßen. Diese Grenzen etwas zu erweitern ist das Ziel des vorliegenden Bandes über die Erkrankungen der Nieren und der ableitenden Harnwegssysteme.

Der Band kann nur Teilaspekte der pädiatrischen Nephrologie und Urologie beinhalten. Es wurden vor allem die Gebiete ausgewählt, auf denen sich in den letzten Jahren erhebliche Fortschritte ergeben haben. Es handelt sich dabei um die Diagnostik der Nieren- und Harnwegserkrankungen, so die qualitative und quantitative Diagnose der Proteinurien, die Ultraschalluntersuchungen und die Nierenbiopsien. Daneben wird die häufigste und praktisch wichtigste Erkrankung der ableitenden Harnwege, die Harnwegsentzündung, besprochen. Vor allem soll die heutige Beurteilung und Behandlungsstrategie beim vesikoureteralen Reflux diskutiert werden, bei dem der Kinderarzt den Kinderchirurgen oder -urologen zuziehen muß. Weitere Fortschritte gibt es vor allem auf dem Gebiet der chronischen Niereninsuffizienz, deren konservative und chirurgische Behandlung daher abgehandelt wird. Auch der Kinderarzt muß heute wissen, daß es geeignete Verfahren zur Überbrückung der Niereninsuffizienz und zur Durchführung einer Nierentransplantation gibt. Aus dem Gebiet der tubulären Störungen schließlich wird die familiäre Hypophosphatämie mit Vitamin-D-resistenter Rachitis besprochen, die der Kinderarzt langfristig begleiten muß.

Die ausgewählten Kapitel sollen dem praktizierenden Kinderarzt einen Überblick über den derzeitigen Stand unseres Wissens vermitteln. Für ein tieferes Eindringen in die Materie ist er auf weiterführende Literatur angewiesen, die in den einzelnen Kapiteln zitiert ist.

Hannover, Juli 1985 J. Brodehl

Inhaltsverzeichnis

1 Proteinurie
J. H. H. Ehrich und U. Wurster 1

1.1 Klassifikation der Proteinurien 1
1.2 Methoden der Proteindiagnostik im Urin ... 3
1.3 Physiologische Proteinurie 6
1.4 Pathologische Proteinurien 9
1.5 Diagnostisches Vorgehen bei pathologischen Proteinurien 15

2 Ultraschalldiagnostik des Harntrakts
D. Weitzel und H. Peters 20

2.1 Einleitung 20
2.2 Methode und Gerät 20
2.3 Untersuchungsvorbereitungen 20
2.4 Ultraschallanatomie und Untersuchungstechnik 21
2.5 Sonographische Befunde bei Erkrankungen des oberen Harntrakts 23
2.5.1 Fehlbildungen der Niere 23
2.5.2 Harntransportstörungen 25
2.5.3 Vesikorenaler Reflux 26
2.5.4 Entzündliche Nierenerkrankungen 27
2.5.5 Nierengefäßprozesse 28
2.5.6 Urolithiasis 28
2.5.7 Wilms-Tumor 29
2.5.8 Nierentrauma 29
2.5.9 Transplantatnieren 30
2.6 Sonographische Befunde bei Erkrankungen des unteren Harntrakts 31
2.6.1 Fehlbildungen 31
2.6.2 Infravesikale Obstruktion 32
2.6.3 Harnblasensteine/Fremdkörper 32

2.6.4	Harnblasentumor	32
2.7	Ultraschallgezielte Punktionen	32
2.8	Indikationen	33
2.9	Stellenwert	34

3 Diagnostik und Therapie akuter und rezidivierender Harnwegsentzündungen
J. Brodehl 36

3.1	Definition	36
3.2	Ätiologie und Pathogenese	37
3.3	Diagnostik der Harnwegsinfektionen	38
3.3.1	Uringewinnung	38
3.3.2	Bakteriologische Diagnose	39
3.3.3	Leukozyturie	41
3.3.4	Höhendiagnostik bei Harnwegsentzündung	41
3.4	Klinik der Harnwegsentzündungen	43
3.5	Differentialdiagnose und weiterführende Diagnostik	44
3.6	Behandlung der Harnwegsinfektionen	48
3.7	Prognose der Harnwegsentzündungen	52

4 Vesikoureteraler Reflux
H. Mildenberger 60

4.1	Definition	60
4.2	Gradeinteilung	60
4.3	Ätiologie des vesikoureteralen Refluxes	61
4.4	Reflux als pathogenetisches Prinzip	63
4.4.1	Alter des Patienten	63
4.4.2	Schweregrad des Refluxes	63
4.4.3	Bakterielle Infektion	64
4.4.4	Intrarenaler Reflux	64
4.4.5	Refluxdruck	64
4.5	Verlauf der Refluxnephropathie	65
4.6	Therapie des Refluxes	66
4.6.1	Konservative Therapie	66
4.6.2	Operative Therapie	67
4.7	Sonderformen des Refluxes	68
4.7.1	Reflux beim Ureter duplex	68
4.7.2	Reflux bei neurogener Blasenfunktionsstörung	68
4.7.3	Ureteroureteraler Reflux beim Ureter bifidus	69

5	*Familiäre Hypophosphatämie mit Vitamin-D-resistenter Rachitis* H.-P. Krohn	72
5.1	Klinik	73
5.2	Biochemische Befunde	76
5.3	Radiologische Befunde	78
5.4	Knochenveränderungen	78
5.5	Funktionsuntersuchungen	78
5.6	Differentialdiagnose	80
5.7	Pathogenese der Erkrankung	81
5.8	Therapie der Erkrankung	82
5.8.1	Vitamin D	82
5.8.2	Phosphatsubstitution	83
5.8.3	Zeitraum der Behandlung	84
5.8.4	Orthopädische Maßnahmen	84
5.9	Zusammenfassung	85
6	*Behandlung der terminalen Niereninsuffizienz im Kindesalter* G. Offner	88
6.1	Definition	88
6.2	Häufigkeit	88
6.3	Ätiologie	89
6.4	Pathophysiologie	89
6.4.1	Salz-Wasser-Haushalt	89
6.4.2	Blutdruck	91
6.4.3	Säure-Basen-Haushalt	91
6.4.4	Hyperkaliämie	91
6.4.5	Blutbildung	92
6.4.6	Knochenstoffwechsel	92
6.4.7	Wachstum	92
6.5	Konservative Behandlung	93
6.5.1	Diät	93
6.6	Dialyse im Kindesalter	96
6.6.1	Indikation	96
6.6.2	Hämodialyse	97
6.6.3	Peritonealdialyse	102
6.7	Nierentransplantation im Kindesalter	103
6.7.1	Indikation	103
6.7.2	Vorbereitung und Durchführung der Nierentransplantation	104

6.7.3	Nachsorge und Hauptkomplikationen	105
6.7.4	Eigene Ergebnisse	106
6.8	Schlußbetrachtung	112

7 Nierenbiopsien im Kindesalter
M. Brandis ... 115

7.1	Indikationen	116
7.2	Kontraindikationen	119
7.3	Technik	119
7.4	Überwachung	120
7.5	Komplikationen	120
7.6	Schlußfolgerungen	121

Mitarbeiterverzeichnis

Prof. Dr. M. Brandis
Klinikum der Philipps-Universität Marburg, Zentrum für
Kinderheilkunde, Universitäts-Kinderklinik und
Poliklinik, Deutschhausstraße 12, D-3550 Marburg/Lahn

Prof. Dr. J. Brodehl
Abteilung Kinderheilkunde II und Pädiatrische Nieren-
und Stoffwechselerkrankungen, Kinderklinik der
Medizinischen Hochschule, Konstanty-Gutschow-Straße 8,
D-3000 Hannover 61

Priv.-Doz. Dr. med. J. H. H. Ehrich
Abteilung Kinderheilkunde II und Pädiatrische Nieren-
und Stoffwechselerkrankungen, Kinderklinik der
Medizinischen Hochschule, Konstanty-Gutschow-Straße 8,
D-3000 Hannover 61

Prof. Dr. H.-P. Krohn
Abteilung Kinderheilkunde II und Pädiatrische Nieren-
und Stoffwechselerkrankungen, Kinderklinik der
Medizinischen Hochschule, Konstanty-Gutschow-Straße 8,
D-3000 Hannover 61

Professor Dr. H. Mildenberger
Medizinische Hochschule Hannover, Abteilung
Kinderchirurgie, Zentrum Kinderheilkunde und
Humangenetik, Konstanty-Gutschow-Straße 8,
D-3000 Hannover 61

Dr. med. Gisela Offner
Abteilung Kinderheilkunde II und Pädiatrische Nieren-
und Stoffwechselerkrankungen, Kinderklinik der
Medizinischen Hochschule, Konstanty-Gutschow-Straße 8,
D-3000 Hannover 61

Dr. H. Peters
Kinderneurologisches Zentrum, Universität Mainz,
Hartmühlenweg 2, D-6500 Mainz

Prof. Dr. D. Weitzel
Pädiatrische Abteilung, Diakoniegemeinschaft
Paulinenstift, Schiersteiner Straße 43, D-6200 Wiesbaden

Dr. U. Wurster
Medizinische Hochschule Hannover, Zentrum
Neurologie, Konstanty-Gutschow-Straße 8,
D-3000 Hannover 61

1 Proteinurie

J. H. H. Ehrich und U. Wurster

1.1 Klassifikation der Proteinurien

Im Urin gesunder und kranker Menschen findet sich eine Vielzahl von Proteinen, die aus dem Plasma, den Nieren und den ableitenden Harnwegen stammen (Tabelle 1.1). Bei der sog. *glomerulären Proteinurie* (PU) von Plasmaproteinen bestehen Störungen der glomerulären Filtrationsbarrieren, und die tubuläre Rückresorption der glomerulär vermehrt filtrierten Proteine reicht nicht aus, um ein Erscheinen der Proteine im Endurin zu verhindern. Bei der *Überlaufproteinurie* handelt es sich um das Auftreten von Nicht-Plasmaproteinen im Urin, die aus extrarenalen Organen stammen und bei intakten Glomeruli aufgrund ihres geringen Molekulargewichts filtriert werden.

Schädigungen des tubulo-interstitiellen Nierengewebes führen zur sog. *tubulären PU.* Zwei unterschiedliche pathogenetische Mechanismen treten hierbei auf: 1. die *renale Histurie,* d. h. die vermehrte tubuläre Sekretion von Proteinen des Nierengewebes und 2. die *Ausscheidung von Eiweißmolekülen mit niedrigem Molekulargewicht,* d. h. die verminderte tubuläre Reabsorption von ungehindert glomerulär filtrierten, kleinen Plasmaproteinen. Die bei der renalen Histurie betroffenen Proteine sind das Tamm-Horsfall-Protein, sekretorisches IgA, Urokinase und Enzyme, die z. B. dem Bürstensaum der Tubuluszellen entstammen, wie z. B. die Alanin-Aminopeptidase. Bei dem PU-Typ vom niedrigen Molekulargewicht handelt es sich vorwiegend um Eiweiße mit einem Molekulargewicht von weniger als 68 000 Dalton, wie z. B. β_2-Mikroglobulin, retinolbindendes Protein, α_1-Mikroglobulin und Lysozym.

Das Auftreten von Plasmaproteinen im Urin kann auch eine postrenale Ursache haben, wie z. B. bei der Blasenbilharziose.

Tabelle 1.1. Klassifikation der menschlichen Proteinurien

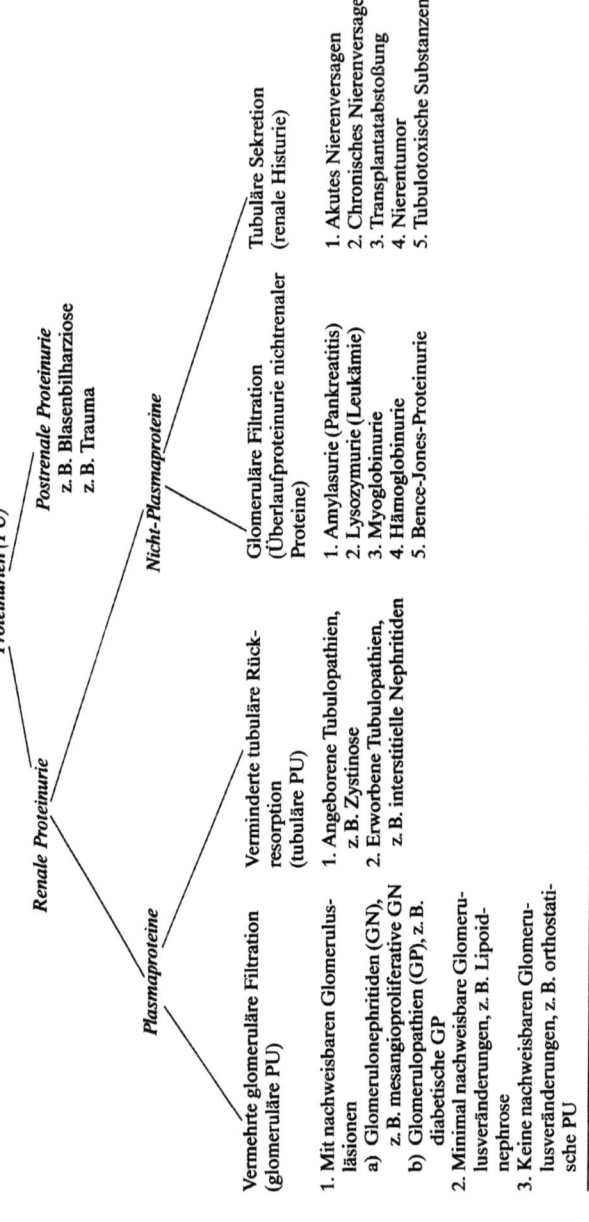

```
                                    Proteinurien (PU)
                                   /                \
                    Renale Proteinurie            Postrenale Proteinurie
                   /                \              z.B. Blasenbilharziose
                  /                  \             z.B. Trauma
          Plasmaproteine         Nicht-Plasmaproteine
          /           \           /              \
Vermehrte      Verminderte    Glomeruläre        Tubuläre Sekretion
glomeruläre    tubuläre Rück- Filtration         (renale Histurie)
Filtration     resorption     (Überlaufproteinurie
(glomeruläre   (tubuläre PU)  nichtrenaler
PU)                           Proteine)
```

Vermehrte glomeruläre Filtration (glomeruläre PU)

1. Mit nachweisbaren Glomerulusläsionen
   a) Glomerulonephritiden (GN), z.B. mesangioproliferative GN
   b) Glomerulopathien (GP), z.B. diabetische GP
2. Minimal nachweisbare Glomerulusveränderungen, z.B. Lipoidnephrose
3. Keine nachweisbaren Glomerulusveränderungen, z.B. orthostatische PU

Verminderte tubuläre Rückresorption (tubuläre PU)

1. Angeborene Tubulopathien, z.B. Zystinose
2. Erworbene Tubulopathien, z.B. interstitielle Nephritiden

Glomeruläre Filtration (Überlaufproteinurie nichtrenaler Proteine)

1. Amylasurie (Pankreatitis)
2. Lysozymurie (Leukämie)
3. Myoglobinurie
4. Hämoglobinurie
5. Bence-Jones-Proteinurie

Tubuläre Sekretion (renale Histurie)

1. Akutes Nierenversagen
2. Chronisches Nierenversagen
3. Transplantatabstoßung
4. Nierentumor
5. Tubulotoxische Substanzen

In der vorliegenden Arbeit wird untersucht, in welchem Maße die Proteindiagnostik im Urin zur Klärung der Lokalisation, des Schweregrads und der Ätiologie renaler und extrarenaler Erkrankungen beitragen kann.

1.2 Methoden der Proteindiagnostik im Urin

An alle Protein-Bestimmungsmethoden für Urinuntersuchungen ist die Forderung zu stellen, eine hohe Spezifität bei hoher Empfindlichkeit aufzuweisen, da die Konzentration der die Proteinnachweise störenden Substanzen, wie z. B. Salze, Kreatinin und Harnstoff im Urin sehr hoch ist. Zur Standardisierung der *Uringewinnung und Urinlagerung* sollte ein 12-24-h-Urin bei normaler Flüssigkeitszufuhr gewonnen werden. Während der Sammelperiode wird der Urin bei 4 °C aufbewahrt. Nach einer anschließenden Zentrifugation oder Filtration zur Entfernung von Zellen und Kristallen werden Aliquots zu 1,5 ml Urin bei −25 °C eingefroren und kurz vor der Analyse aufgetaut. Der Urinversand in proteinanalytische Labors sollte mit Trockeneis erfolgen.

Da zahlreiche Proteinbestimmungsmethoden eine mangelnde Sensibilität aufweisen, benutzen einige Autoren *Konzentrierungsmethoden,* um die Urinproteine anzureichern. Die einzelnen Proteinabtrennungs- und Konzentrierungsmethoden haben jedoch erhebliche Fehlerquellen durch nichtselektive Proteinverluste, so daß bei der Analytik der PU in der Regel nur der native Urin verwendet werden sollte [3, 10].

Streifentest für Screening

Für die *semiquantitative Diagnostik* der PU kann der Streifentest empfohlen werden. Die Methode reagiert in erster Linie auf Albumin; für andere Proteine, insbesondere niedermolekulare Proteine, besteht keine ausreichende Sensibilität. Der Streifentest eignet sich als Screeningmethode. Es muß jedoch berücksichtigt werden, daß er aufgrund verschiedener Störfaktoren, wie z. B. Medikamente, falschpositive Ergebnisse zeigen kann. Semiquantitative Fällungsmethoden, wie z. B. Sulfosalizylsäureprobe, haben außer des zusätzlichen Erfassens von Paraproteinen keine größere Aussagefähigkeit als die Streifentests.

Quantitative Bestimmung

Es stehen eine Vielzahl von *quantitativen Bestimmungsmethoden* für die Gesamtproteinmessung im Urin zur Verfü-

Elektrophorese

gung [10]; von diesen ist die modifizierte Coomassieblau-Farbstoff-Bindungsmethode [7] schnell und verläßlich und hat sich gegenüber den anderen Methoden als praktikabler und empfindlicher herausgestellt [16, 23, 30, 37]. Bei den *molekulargewichtsabhängigen Protein-Trennungsmethoden* empfehlen sich Elektrophoresesysteme, die ohne vorherige Urinkonzentrierung auskommen. *Das Natriumdodecylsulfat-Polyacrylamidgel-Elektrophoresesystem* (SDS-PAGE) nach Laemmli [22] *ermöglicht eine optimale Auflösung und Bestimmung der Molekulargewichte der untersuchten Proteine* im Bereich von 10 000-250 000 Dalton. Durch die Verwendung von SDS-Gradientengelen von 9-19% kann der Molekularbereich erweitert werden und stellt nach unseren Erfahrungen derzeit die Methode der Wahl dar. Mit den üblichen Farbstoffen Amidoschwarz und Coomassieblau lassen sich elektrophoretisch getrennte Urinproteine bis zu einer Gesamtproteinkonzentration von 0,2-0,4 g/l direkt anfärben. Durch modifizierte Färbeverfahren, Vergrößerung des Probenvolumens oder den Einsatz von Mikrogelen läßt sich die untere Grenze noch etwas herabsetzen, aber auch dann wird in physiologischen Urinen meist nur die Albuminbande dargestellt. Abgesehen von dem z.T. beträchtlichen apparativen und zeitlichen Aufwand der einzelnen Urinkonzentrierungsverfahren ist zu prüfen, ob bei der Einengung nichtselektive Verluste, z.B. niedermolekulare Proteine, auftreten [10]. Eine Alternative zur Konzentrierung stellt die Silberfärbung dar, für die eine etwa 100mal höhere Empfindlichkeit im Vergleich zu Coomassieblau angegeben wird [42]. Hierdurch können auch bei Gesamtproteinkonzentrationen von 0,02-0,2 g/l noch bis zu 40 verschiedene Proteinbanden aufgetrennt werden. Eine Differenzierung zwischen einer Proteinurie vom niedermolekularen Typ oder vom großmolekularen Typ, wie sie als Folge von tubulären oder glomerulären Schäden auftreten, kann durch einfaches Betrachten der Proteinmuster erfolgen [10]. Die densitometrische Quantifizierung der einzelnen Proteinbanden ist dagegen aufwendig und erfordert entsprechende Proteinstandards [10].

Die *isoelektrische Fokussierung* ermöglicht eine Auftrennung der Urinproteine nach Ladung und erlaubt eine Charakterisierung der glomerulären und tubulären PU. Sie hat jedoch die Eiweißdiagnostik im Urin bisher nicht wesentlich erweitern können [38] und kann daher nach unseren

Erfahrungen nicht für Routineuntersuchungen empfohlen werden.

Die Kombination einer molekulargewichtsabhängigen Proteintrennung mittels Polyacrylamidgel-Systemen und der isoelektrischen Fokussierung als *zweidimensionale Elektrophorese* erlaubt eine Auftrennung der Urinproteine bis zu mehreren 100 Proteinflecken [2, 14]. Es bleibt jedoch abzuwarten, ob diese erhöhte Auflösung wesentlich zur Differenzierung renaler Erkrankungen beitragen wird.

Die *Zellulose-Azetat-Elektrophorese* ist lediglich bei hohen Proteinkonzentrationen im Urin verwendbar und ist nicht ausreichend spezifisch genug, um renale Schäden zu differenzieren.

Die *Immunelektrophorese* kann ebenfalls nicht zur routinemäßigen Proteindiagnostik empfohlen werden.

Einzelproteine

Zum *Nachweis von Einzelproteinen* im Urin haben sich immunologische Nachweisverfahren wie Immunodiffusion, Radioimmunoassay, ELISA-Techniken und Nephelometrie hervorragend bewährt. Im einzelnen kann der Nachweis von Albumin, β_2-Mikroglobulin, α_1-Mikroglobulin, IgG und Transferrin zur Differenzierung renaler Schäden verwandt werden [13, 31, 32]. Immunodiffusionsverfahren zur Bestimmung von Albumin, Transferrin, IgG und α_2-Makroglobulin erfordern hohe Proteinkonzentrationen und sind damit lediglich beim Vorliegen eines nephrotischen Syndroms zur Charakterisierung der *Selektivität der PU* sinnvoll [10]. Radioimmunologische und ELISA-Techniken stehen für die Bestimmung von β_2-Mikroglobulin und Albumin im Urin zur Verfügung und erlauben den Nachweis von geringen Proteinmengen. Um den Nachteil der Säureinaktivierung von β_2-Mikroglobulin bei Urin-pH-Werten unter 6 zu vermeiden, ist eine Alkalisierung des Urins während der Urinsammelperiode erforderlich. Die α_1-Mikroglobulinbestimmung im Urin wird dagegen nicht pH-abhängig gestört. Die Bestimmung von β_2-Mikroglobulin und von α_1-Mikroglobulin sind sensible Parameter zur Erfassung von tubulären Schäden. Die erhöhte Albuminurie bei normaler Gesamtproteinurie kann bei Diabetes-mellitus-Patienten ein Frühzeichen einer beginnenden diabetischen Nephropathie sein [27].

Enzyme

Eine Vielzahl von *Enzymen, die dem Nierenparenchym entstammen,* wird physiologischerweise in den Urin ausgeschieden und bei verschiedenen Nierenerkrankungen vermehrt verloren. N-Acetyl-β-D-Glucosaminidase (NAG) ist ein lysosomales Enzym der Nierentubuli und Alaninaminopeptidase (AAP) ein Bürstensaumenzym [34]. Zur Urinaufarbeitung und Entfernung von Enzyminhibitoren muß der Spontanurin durch Dialyse oder andere Verfahren behandelt werden. Die Aktivität der Enzyme kann in nmol Substratumsatz pro Minute und pro mmol Urinkreatinin angegeben werden. Die Bestimmung der Urinenzymausscheidung spielt eine besondere Rolle *beim Nachweis akuter oder chronischer Nephrotoxizität von Medikamenten,* wie z. B. Aminoglykosiden und Schwermetallen, wie z. B. Kadmium, und bei der Erfassung angeborener und erworbener Tubulopathien, wie z. B. Zystinose, Transplantatabstoßung etc. [34]. Die Urinenzymanalyse erlaubt bei PU über 1 g/l keine Differenzierung zwischen glomerulärem und tubulärem Ursprung der Schädigung.

1.3 Physiologische Proteinurie

Der nierengesunde Mensch scheidet *10-150 mg Gesamteiweiß/24 h und 1,73 m^2 KO* aus. Die obere Grenze der Norm der *Proteinkonzentration* im Urin bei Verwendung der Coomassieblau-Farbstoffbindungsmethode liegt bei 150 mg/l. Bei Verwendung verschiedener Techniken, wie z. B. Radioimmunoassay, Nephelometrie und SDS-PAGE wurde eine *Albuminurie zwischen 4 und 25 mg/24 h* und *1,73 m^2 KO* gemessen [11]. Die mittels ELISA-Technik ermittelte *β_2-Mikroglobulinausscheidung* liegt bei Nierengesunden *unter 0,4 mg/24 h und 1,73 m^2 KO.*

In der *SDS-PAGE* findet sich im nichtkonzentrierten Urin gesunder Personen nach Coomassieblaufärbung eine Albuminbande, nach Silberfärbung bis zu 40 Banden (s. Abb. 1.1).

Proteinurie und Lebensalter

Zur *Altersabhängigkeit der Proteinurie* liegen widersprüchliche Ergebnisse vor [11]. Von älteren, vorwiegend deutschen Pädiatern, wurde das Konzept der physiologisch erhöhten Proteinurie des Neugeborenen vertreten. In einer eigenen Untersuchung zeigte der Vergleich der mit der Lowry-Methode gemessenen Gesamtproteinausscheidung im Urin bei gesunden Neugeborenen, Säuglingen, Kindern und Erwachsenen jedoch *keine signifikant unterschiedlichen Proteinkonzentrationen oder relative Proteinausschei-*

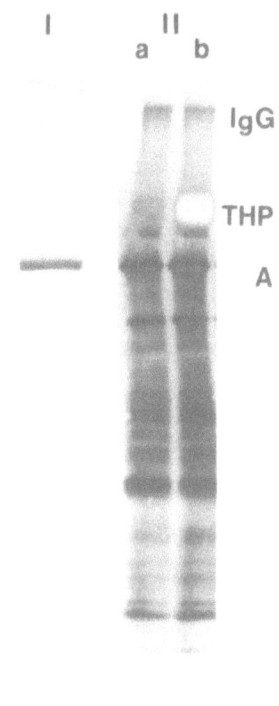

Abb. 1.1. SDS-PAGE von physiologischem Urin und Vergleich zweier Färbemethoden (aufgetragene Urinmenge 1,4 µg). *I* Coomassieblaufärbung; *II* Silberfärbung: *a* Überstand des abzentrifugierten Urins, *b* nichtzentrifugierter Urin mit Tamm-Horsfall-Protein (MG = 90000). (*A* Albumin, *THP* Tamm-Horsfall-Protein)

dungsmengen (Tabelle 1.2). Auch die mit der Coomassieblau-Methode ermittelte Proteinkonzentration im Spontanurin von gesunden Frühgeborenen, Neugeborenen, Säuglingen und Kindern zeigte keine Altersabhängigkeit (Tabelle 1.3). Insgesamt fand sich lediglich eine gegenüber der Lowry-Methode höhere, mittlere Eiweißkonzentration, die auf den unterschiedlichen Nachweisprinzipien beruhen kann. Dagegen zeigte das *Protein-Kreatinin-Verhältnis* im Urin eine *deutliche Altersabhängigkeit,* die vor allem durch die niedrigere Kreatininkonzentration im Urin bei Kindern erklärbar war. Bei Früh- und Neugeborenen war die Ausscheidung von β_2-Mikroglobulin erhöht [4, 20, 28], und mit der Polyacrylamidgel-Elektrophorese fand sich eine relativ vermehrte Ausscheidung von niedermolekularen Proteinen, die mit zunehmendem Gestationsalter und nach der 1. Lebenswoche abnahm [15, 36]. Diese Befunde deuten auf eine langsamere Reifung der Tubulus-

Tabelle 1.2. Physiologische Proteinurie (Lowry-Methode) bei gesunden Neugeborenen, Säuglingen, Kindern und Erwachsenen (n = Anzahl, KO = Körperoberfläche, SD = Standardabweichung)

	Proteinurie (mg/24 h)	Proteinurie (mg/24 h/1,73 m² KO)	Proteinkonzentration im Urin (mg/l)	24-h-Urinvolumen (ml/24 h/1,73 m² KO)
Neugeborene n = 16, KO = 0,18 m² ± 0,03 SD	3,9 ± 2	37,6 ± 20	39,1 ± 20	989 ± 468
Säuglinge n = 11, KO = 0,26 m² ± 0,07 SD	6,7 ± 4	44,4 ± 24	22,1 ± 10	2202 ± 1095
Kinder n = 22, KO = 1,07 m² ± 0,3 SD	14,4 ± 10	23,3 ± 16	24,9 ± 7	822 ± 356
Erwachsene n = 21, KO = 1,78 m² ± 0,2 SD	47,9 ± 13	46,6 ± 13	37,9 ± 9	1316 ± 351

Tabelle 1.3. Physiologische Proteinurie (Coomassieblau-Methode) bei Frühgeborenen, Neugeborenen, Säuglingen und Kindern

Altersstufen	n	Protein mg/l	Urinkreatininkonzentration mmol/l	Protein-Kreatinin-Verhältnis mg/l / mg/l
Frühgeborene	8	96 ± 42	1,3 ± 0,4	0,66 ± 0,2
Neugeborene	7	106 ± 35	2,8 ± 1,6	0,40 ± 0,2
Säuglinge	9	63 ± 33	2,7 ± 1,7	0,23 ± 0,1
Kinder	42	104 ± 82	10,2 ± 4,5	0,10 ± 0,09

Tabelle 1.4. Physiologische Enzymurie (N-Acetyl-β-D-Glucosaminidase) bei Frühgeborenen, Neugeborenen, Säuglingen und Kindern

Altersstufen	n	NAG U/l	NAG U/mmol Kreat.
Frühgeborene	8	9,7 ± 6,4	7,3 ± 3,8
Neugeborene	7	10,6 ± 9,6	3,6 ± 1,8
Säuglinge	9	5,6 ± 3,9	2,4 ± 1,9
Kinder	42	5,6 ± 3,2	0,6 ± 0,4

Tabelle 1.5. Physiologische Enzymurie (Alaninaminopeptidase) von Frühgeborenen, Neugeborenen, Säuglingen und Kindern

Altersstufen	n	AAP U/l	AAP U/mmol Kreat.
Frühgeborene	8	2,7 ± 2,6	2,0 ± 1,6
Neugeborene	7	3,3 ± 2,1	1,3 ± 0,8
Säuglinge	9	2,6 ± 1,9	1,1 ± 1,1
Kinder	42	2,1 ± 1,1	0,2 ± 0,1

funktion gegenüber der glomerulären Funktion hin. Die Ausscheidung der Urinenzyme NAG und AAP zeigte bei der auf das Urinkreatinin bezogenen Angabe ebenfalls eine Altersabhängigkeit (Tabelle 1.4 und 1.5).

1.4 Pathologische Proteinurien

Fieber

Als *febrile Proteinurie* wird der reversible Anstieg der Eiweißausscheidung bei fieberhaften Infektionskrankheiten mit einem Anstieg der Temperatur über 38,5 °C bezeichnet

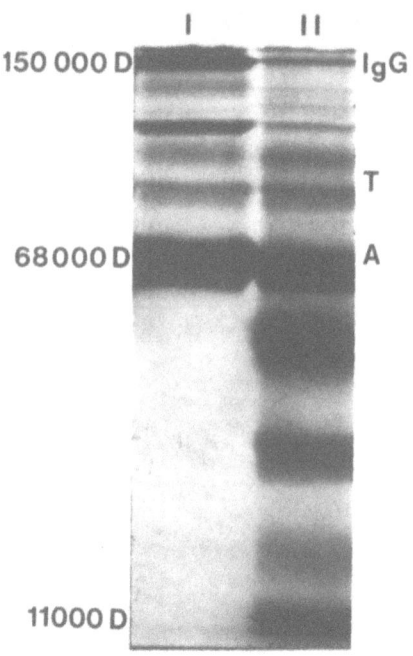

Abb. 1.2. SDS-PAGE mit Coomassieblaufärbung von febriler Proteinurie bei Malariainfektion: *I* glomeruläres Muster, *II* tubuloglomeruläres Muster

[1, 8, 12, 18, 25, 41]. Jensen u. Henriksen [19] und Ehrich et al. [9] konnten jedoch keine Korrelation des Ausmaßes des Fiebers mit der Größe der Proteinurie nachweisen, so daß Zweifel an dem pathogenetischen Konzept der febrilen Proteinurie auftraten. Sie fanden bei fiebernden Malariapatienten sowohl glomeruläre als auch tubuläre Proteinuriemuster in der SDS-PAGE (Abb. 2) [11]. Es ist daher vorstellbar, daß die PU bei fieberhaften Infekten durch passagere, immunologisch bedingte, glomeruläre und tubulointerstitielle Entzündungsreaktionen verursacht wird und daß *zwischen Fieber und PU lediglich eine Korrelation,* nicht aber eine Kausalität besteht.

Belastung Die *PU bei körperlichen Belastungen* kann *unter* den Bedingungen *kurzzeitiger Höchstleistungen* auftreten [40] und betrifft vor allem hochmolekulare Proteine als *Ausdruck einer erhöhten glomerulären Permeabilität.* Die von Poortmans u.

Vancalck [33] in der Erholungsphase beschriebene Proteinurie weist eine zusätzliche Vermehrung von niedermolekularen Proteinen auf, was durch ein Auswaschen von glomerulär filtrierten Proteinen aus den Tubuli und Sammelrohren erklärbar ist, wenn nach Ende der belastungsinduzierten Antidiurese das Urinminutenvolumen wieder ansteigt. Die Belastungsproteinurie unterliegt jedoch stark dem Trainingsgrad der Betroffenen sowie der Belastungsintensität und -dauer. Krull et al. [21] konnten bei gesunden Erwachsenen durch eine Ausdauerbelastung in Form eines 15- und eines 25-km-Marsches keinen Anstieg der PU feststellen.

Orthostase Die *orthostatische PU* führt bei aufrechter Körperhaltung zu einer **erhöhten Eiweißausscheidung auf 0,5–2,0 g/l** und zu einer Normalisierung der PU in Horizontallage. Die orthostatische PU ist **glomerulären Ursprungs** und durch eine verstärkte Ausscheidung von Albumin und von größeren Proteinmolekülen gekennzeichnet (s. Tabelle 1.8). Zur Sicherung der Diagnose sollten Untersuchungen des Urins unter strenger Berücksichtigung der Trennung von Sammelphasen bei Vertikal- und Horizontallage erfolgen. Die **semiquantitativen Methoden reichen** zur Charakterisierung der orthostatischen PU **nicht aus**. Es sollte eine quantitative Proteinbestimmung im Urin erfolgen, gegebenenfalls mit einer SDS-PAGE.

Chronische PU Die **lageunabhängige, isolierte und persistierende PU** bei Fehlen weiterer krankhafter klinischer oder laborchemischer Befunde [24, 29, 35] **kann vom glomerulären und tubulären Typ sein** [11]. Es ist nicht ausgeschlossen, daß es sich hierbei um beginnende oder ausheilende glomeruläre und tubuläre Schäden handelt. Bei einer eigenen Patientin beobachten wir seit 7 Jahren eine isolierte und nichtprogressive, tubuläre PU, ohne daß sich weitere laborchemische oder morphologische Nierenveränderungen fanden.

Bei normaler Gesamtproteinausscheidung im Urin kann die **erweiterte Proteindiagnostik** (z. B. β_2-Mikroglobulin, SDS-PAGE und Urinenzyme) Hinweise für beginnende renale Veränderungen zeigen.

Viberti [39] fand bei einigen Patienten mit Diabetes mellitus, die noch eine normale Gesamtproteinurie hatten, bereits eine erhöhte Albuminausscheidung und deutete dies als Ausdruck einer beginnenden diabetischen Glomerulopathie. Mogensen et al. [26] empfahlen zur Erfassung be-

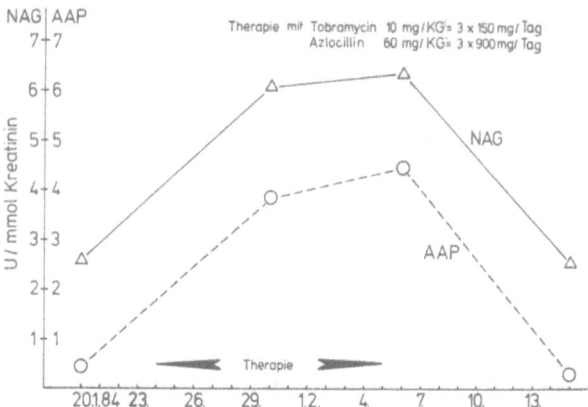

Abb. 1.3. Urinenzymausscheidung bei einem Patienten mit Mukoviszidose und Tobramycintherapie. (*NAG* N-Acetyl-β-D-Glucosaminidase, *AAP* Alaninaminopeptidase)

ginnender Nierenschäden, wie z. B. beim Diabetes mellitus, bei normaler Gesamtprotein- und Einzelproteinausscheidung die Durchführung von Provokationstesten, wie z. B. körperliche Belastung und die anschließende Proteinanalytik des Urins. Für die Anwendbarkeit dieses Verfahrens im Kindesalter liegen – mit Ausnahme des Diabetes mellitus – keine weiteren Befunde vor, die eine allgemeine Anwendung dieses Verfahrens als sinnvoll erscheinen lassen. Bei Patienten mit Mukoviszidose und hochdosierter Tobramycintherapie der Pseudomonasinfektion der Lungen fanden wir eine passager vermehrte Ausscheidung von NAG und AAP im Urin bei unveränderter Gesamtproteinurie und konnten damit die reversible Tubulotoxizität dieses Medikaments nachweisen (Abb. 1.3).

Bei *Glomerulonephritiden* und Glomerulopathien findet sich ein glomeruläres Muster in der SDS-PAGE mit einer vermehrten Ausscheidung von hochmolekularen Proteinen. Beim **steroidsensiblen nephrotischen Syndrom** mit glomerulären Minimalveränderungen und einer PU von über 1,7 g/24 h und 1,73 m² KO und einem verminderten Serumalbumin unter 25 g/l zeigt die SDS-PAGE eine vorwiegende Ausscheidung von Albumin und Transferrin; IgG läßt sich nur gering im Urin nachweisen und erklärt nicht die Verminderung von IgG im Serum bei Patienten

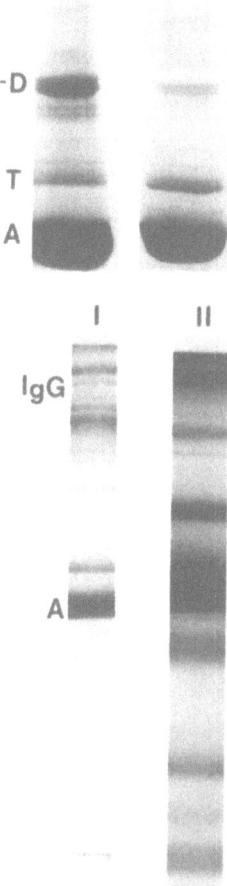

Abb. 1.4. SDS-PAGE mit Coomassieblaufärbung bei einem Patienten mit Lipoidnephrose und selektiver PU. *I* mit Albumindimer nach Einfrieren des Urins bei −25 °C, *II* ohne Albumindimer bei Urinuntersuchung des frischen Spontanurins. (*A* Albumin, *T* Transferrin, *A-D* Albumindimer)

Abb. 1.5. SDS-PAGE mit Coomassieblaufärbung bei 2 Patienten mit fokal-segmental-sklerosierender Glomerulonephritis.
I normale GFR (nicht-selektive glomeruläre Proteinurie),
II GFR = 15 ml/min × 1,73 m² KO (glomerulo-tubuläres Muster)

mit Lipoidnephrose. Häufig tritt bei den vorher eingefrorenen Urinen bei Patienten mit Lipoidnephrose ein Albumindimer auf (Abb. 1.4), was als Ausdruck der Steroidsensibilität des nephrotischen Syndroms zu werten ist [6].

Beim *steroidresistenten nephrotischen Syndrom* und histologisch nachweisbaren glomerulonephritischen Veränderungen finden sich zusätzlich zum Albumin und Transferrin noch weitere, höhermolekulare Proteine (Abb. 1.5). Für die einzelnen, histologisch differenzierbaren Glomerulonephritiden des Menschen besteht jedoch kein spezifisches Proteinmuster in der SDS-PAGE.

Tubuläre Proteinurien zeigen gering- bis mittelgradige Anstiege der Gesamteiweißausscheidung im Urin und eine starke Vermehrung von niedermolekularen Proteinen mit einem Molekulargewicht unter 68000 Dalton, wie z. B. β_2-Mikroglobulin (Abb. 1.6). Die ätiologische Differenzierung der tubulären Proteinurien (Tabelle 1.6) mittels elektrophoretischer Techniken gelingt jedoch in der Regel nicht [5, 11, 17]. Von dem „klassischen" tubulären Proteinmuster abweichende „low molecular weight PU" finden sich bei der Myoglobinurie, Hämoglobinurie und Bence-

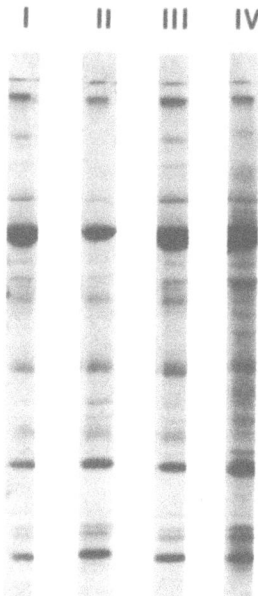

Abb. 1.6. SDS-PAGE mit Coomassieblaufärbung mit tubulärem Muster bei unterschiedlichen Tubulopathien. *I* Zystinose, *II* Oxalose, *III* Transplantatabstoßung, *IV* Galaktosämie

Tabelle 1.6. Ursachen der Proteinurie vom niedermolekularen Typ

Tubulopathien	De Toni-Debré-Fanconi-Syndrom, okulozerebrales Syndrom, renal tubuläre Azidose, familiäre isolierte tubuläre PU
Akute Nierenerkrankungen	Akute tubuläre Nekrose, Nierentransplantatabstoßung
Chronische Nierenerkrankung	Jede chronische Niereninsuffizienz mit Serumkreatinin über 400 μmol/l
Infektiöse Nierenerkrankung	Akute/chronische Pyelonephritis
Medikamente	Tubulointerstitielle Nephritis nach Methicillin etc.
Schwermetalle und Gifte	Kadmium, Blei, Arsen, Quecksilber, Äthylenglykol, Tetrachlorkohlenstoff
Verschiedenes	Nephrokalzinose, Nephronophthise, Oxalose

Jones-PU [5]. **Kombinierte glomerulotubuläre Muster** mit vermehrter Ausscheidung von hoch- und niedermolekularen Proteinen finden sich bei Glomerulonephritiden mit stark eingeschränkter glomerulärer Filtrationsrate und anderen komplexen Nierenschädigungen, wie z. B. akutem Nierenversagen.

1.5 Diagnostisches Vorgehen bei pathologischen Proteinurien

Die aufgrund eines mäßig veränderten Streifentests (300 mg/l - 1000 mg/l) vermutete pathologische Proteinurie bedarf einer Bestätigung durch quantitative Bestimmungsmethoden der Gesamtproteinausscheidung (z. B. Coomassieblau-Farbstoffbindungsmethode). Ein stark pathologischer Streifentest (3-10 g/l) weist immer auf eine ausgeprägte Nierenerkrankung hin und macht eine sofortige weitergehende Diagnostik (Tabelle 1.7) im Blut (z. B. Eiweißbestimmung und Zellulose-Azetat-Elektrophorese) und im Urin erforderlich. *Durch die SDS-Gradientengel-Elektrophorese im Urin ist eine Lokalisation renaler Schäden in präglomeruläre* (= Überlauf-PU), *glomeruläre, tubuläre und postrenale Proteinurien möglich.* Tubuläre Schäden können durch die Bestimmung des β_2-Mikroglobulins im Urin erfaßt werden. Die Bestimmung von Urinenzymen ermög-

Tabelle 1.7. Diagnostisches Vorgehen bei pathologischen Proteinurien

I. Basisdiagnostik
1. Anamnese: Familiarität, Medikamente, Vor- und Begleiterkrankungen
2. Physikalische Untersuchung: Ödeme, Aszites, Pleuraerguß, Nierengröße und -form
3. Blutdruckmessung
4. Untersuchung des Spontanurins: quantitativer Nachweis der Proteinkonzentration, Zellzahlbestimmung/μl, Zylindernachweis, Keimzahlnachweis, Teststreifen auf Glukose und Hämoglobin
5. Blutuntersuchung: BKS, Blutbild, Serumelektrolyte, Harnstoff, Kreatinin, Protein und Elektrophorese, Cholesterin, C3-Komplement und AST
6. Quantitative Proteinbestimmung in Nacht- und Tagurin (Orthostaseversuch)

II. Erweiterte Diagnostik bei Proteinurien
1. Kreatininclearance, 24-h-Gesamtproteinausscheidung im Urin mit SDS-Gradientengel-Elektrophorese
2. Erweiterte immunologische Serumdiagnostik: C4, CH50, Immunkomplexe, antinukleäre Faktoren
3. Sonographie
4. i.v. Pyelogramm, Miktionszysturogramm
5. Isotopennephrographie, nuklearmedizinische Hippursäureclearance
6. Gerinnungsphysiologische Untersuchungen: Antithrombin III, Fibrinogen
7. Serumuntersuchungen: Cholinesterase, α_2-Makroglobulin, Cholesterin

III. Spezielle Diagnostik bei Proteinurien
1. Inulin- und PAH-Clearance
2. Bestimmung von β_2-Mikroglobulin im 24-h-Urin, Proteinselektivitätsmessungen, Enzymbestimmungen
3. Tubuläre Funktionstests: Aminosäurenclearance, 24-h-Urinuntersuchungen auf Kalzium und Glukose
4. Perkutane Nierenbiopsie mit Licht-, Immunfluoreszenz- und Elektronenmikroskopie (z.B. bei allen Patienten mit steroidresistentem nephrotischen Syndrom)

licht bereits eine Erfassung nephrotoxischer Reaktionen wie z.B. tubulotoxische Medikamenteneinwirkungen, wenn die Gesamtproteinurie noch im Normbereich ist.
Die aufgeführte Proteinuriediagnostik kann jedoch außer der Lokalisation der Nierenschäden bisher nicht zu einer ätiologischen Differenzierung der Glomerulopathien und Tubulopathien beitragen. Es sind daher zusätzliche klinische, laborchemische und apparative Untersuchungen unerläßlich, um die einer PU zugrundeliegenden renalen Erkrankungen zu diagnostizieren (Tabelle 1.7). Charakteristi-

Tabelle 1.8. Beispiele charakteristischer Urinbefunde bei 5 verschiedenen Patienten

Pat. A. K., 8 Jahre,
Streifentest 300 mg/l (1 +), Gesamt-PU = 70 mg/24 h/1,73 m² KO, Protein-Kreatinin-Verhältnis = 0,09, SDS-PAGE = Albuminurie, β_2-Mikroglobulin = 0,06 mg/24 h/1,73 m² KO, NAG = 0,6 U/mmol Kreat., AAP = 0,2 U/mmol Kreat.
Diagnose: physiologische PU

Pat. A. A., 10 Jahre,
Streifentest 3000 mg/l (3 +), Gesamt-PU = 7 g/24 h/1,73 m² KO, Protein-Kreatinin-Verhältnis = 8,8, SDS-PAGE = selektive glomeruläre PU, β_2-Mikroglobulin = 0,1 mg/24 h/1,73 m² KO, NAG = 2,4 U/mmol Kreat., AAP = 0,4 U/mmol Kreat.
Diagnose: NS bei Lipoidnephrose

Pat. C. L., 14 Jahre,
Streifentest 3000 mg/l (3 +), Gesamt-PU = 6 g/24 h/1,73 m² KO, Protein-Kreatinin-Verhältnis = 9,8, SDS-PAGE = nichtselektive glom. PU, β_2-Mikroglobulin = 0,09 mg/24 h/1,73 m² KO, NAG = 24,9 U/mmol Kreat., AAP = 1,1 U/mmol Kreat.
Diagnose: NS bei fokal segmental sklerosierender Glomerulonephritis

Pat. O. N., 4 Jahre,
Streifentest 300 mg/l (1 +), Gesamt-PU = 1000 mg/24 h/1,73 m² KO, Protein-Kreatinin-Verhältnis = 7,6, SDS-PAGE = tubuläre PU, β_2-Mikroglobulin = 2,5 mg/24 h/1,73 m² KO, NAG = 15 E/mmol Kreat., AAP = 1,8 E/mmol Kreat.
Diagnose: Tubulopathie bei nephropathischer Zystinose

Pat. R. H., 18 Jahre,
Tagurin: Streifentest 3000 mg/l (3 +), Proteinkonzentration = 1,1 g/l, Protein-Kreatinin-Verhältnis = 0,6, SDS-PAGE = nichtselektive glomeruläre PU, NAG = 0,6 E/mmol Kreat., AAP = 0,2 E/mmol Kreat.
Nachturin: Streifentest 300 mg/l (1 +), Proteinkonzentration = 0,05 g/l, Protein-Kreatinin-Verhältnis = 0,04, SDS-PAGE = physiologische Albuminurie, NAG = 0,3 U/mmol Kreat., AAP = 0,2 U/mmol Kreat.
Diagnose: orthostatische Proteinurie

---

sche proteinanalytische Befunde von Kindern mit unterschiedlichen Nierenerkrankungen sind in Tabelle 1.8 dargestellt.

Literatur

1. Alpert HC, Lohavichan CH, Presser JI, Papper S (1974) Febrile proteinuria. South Med J 67: 552
2. Anderson NG, Anderson NL, Tollaksen SL, Hahn H, Gierre F, Edwards J (1979) Analytical techniques for cell fraction. XXV. Concentration and two-dimensional electrophoretic analysis of human urinary proteins. Anal Biochem 95: 48

3. Anderson NG, Anderson NL, Tollaksen SL (1979) Proteins of human urine. Concentration and analysis by two-dimensional electrophoresis. Clin Chem 25: 1199
4. Aperia A, Broberger U (1979) Beta-2-Mikroglobulin, an indicator of renal tubular maturation and dysfunction in the newborns. Acta Paediatr Scand 68: 669
5. Boesken WH (1975) Die tubuläre Proteinurie. Klin Wochenschr 53: 473
6. Boesken WH, Schindera F, Billingham M, Hardwicke J, White RHR, Williams A (1977) Polymeric albumin in the urine of patients with nephrotic syndrome. Clin Nephrol 8: 395
7. Bradford MM (1976) A rapid and sensitive method for the quantitation of microgram quantities of protein utilizing the principle of protein-dye binding. Anal Biochem 72: 248
8. Charyton C, London R, Thomson A (1970) Febrile proteinuria. Am Soc Nephrol (Washington) [Abstr] 13
9. Ehrich JHH, Foellmer HG, Krull F, Withycombe C (1981) Proteinuria in nonrenal infectious diseases. Contrib Nephrol 24: 122
10. Ehrich JHH, Foellmer HG, Krull F, Winnecken HJ, Wurster U (1984) Aussagen, Fehlerquellen und Grenzen der Proteindiagnostik im Urin. I. Diagnostische Methoden. Monatsschr Kinderheilkd 132: 136
11. Ehrich JHH, Foellmer HG, Krull F, Winnecken HJ, Wurster U (1984) Aussagen, Fehlerquellen und Grenzen der Proteindiagnostik im Urin. II. Normalwerte und Klassifikation der pathologischen Proteinurien. Monatsschr Kinderheilkd 132: 144
12. Ehrström MC (1941) Über febrile Albuminurie. Acta Med Scand 123: 320
13. Ellis D, Buffone GJ (1977) New approach to evaluation of proteinuric states. Clin Chem 23: 666
14. Felgenhauer K, Hagedorn D (1980) Two-dimensional separation of human body fluid proteins. Clin Chem Acta 100: 121
15. Galaske RG (1981) Renal protein excretion in human neonates (abstract). Eur J Pediatr 135: 339
16. Gutensohn G, Boesken W, Weißhaar D, Hellsing K, Tritschler W, Banauch D, Besenfelder E (1978) Vergleichsuntersuchungen mit einem neuen Eiweißteststreifen. Boehringer Aktuelle Diagnostik
17. Hall CL, Hardwicke J (1979) Low molecular weight proteinuria. Ann Rev Med 30: 199
18. Hemmingsen L, Skaarup P (1977) Urinary excretion of ten plasma proteins in patients with febrile diseases. Acta Med Scand 201: 359
19. Jensen H, Henriksen K (1974) Proteinuria in non-renal infectious diseases. Acta Med Scand 196: 75
20. Karlsson AF, Hellsing K (1976) Urinary protein excretion in early infancy. J Pediatr 89: 89
21. Krull F, Foellmer HG, Liebau H, Ehrich JHH (1984) Renale Adaptationsmechanismen bei körperlicher Belastung. Dtsch Z Sportmed 35: 24
22. Laemmli UK (1970) Cleavage of structural proteins during the assambly of the head of the bacteriophage T4. Nature 227: 680
23. Lizana J, Brito M, Davis MR (1977) Assessment of five quantitative methods for determination of total protein in urine. Clin Biochem 10: 89

24. Marks MI, McLaine PN, Drummond KN (1970) Proteinuria in children with febrile illness. Arch Dis Child 45: 250
25. McLaine PN, Drummond KN (1970) Benign persistent asymptomatic proteinuria in childhood. Pediatrics 46: 548
26. Mogensen CE, Christensen CK, Christensen NJ, Gundersen HJG, Jacobsen FK, Pedersen EG, Vittinghus E (1981) Renal protein handling in normal, hypotensive and diabetic man. Contrib Nephrol 24: 139
27. Mogensen CE (1984) Stages in diabetic nephropathy. In: Brodehl J, Ehrich JHH: Paediatric nephrology. Springer, Berlin Heidelberg New York Tokyo, p 237
28. Oort AV, Monnens L, Munster PV (1980) Beta-2-microglobulin clearance, an indicator of renal tubular maturation. Int J Pediatr Nephrol 1: 80
29. Papper S (1977) Asymptomatic proteinuria. Postgrad Med 62: 125
30. Pesce AJ (1974) Methods used for the analysis of protein in the urine. Nephron 13: 93
31. Peterson PA, Berggard I (1971) Differentiation of glomerular, tubular and normal proteinuria: determination of urinary excretion of β_2-microglobulin, albumin and total protein. J Clin Invest 48: 1189
32. Poortmans J, Leanloz RW (1968) Quantitative immunologic determination of 12 plasma proteins excreted in human urin collected before and after exercise. J Clin Invest 47: 386
33. Poortmans J, Vancalck B (1978) Renal glomerular and tubular impairment during strenuous exercise in young women. Eur J Clin Invest 8: 175
34. Price RG (1982) Urine enzymes, nephrotoxicity and renal disease. Toxicology 23: 99
35. Robinson RR (1980) Isolated proteinuria in asymptomatic patients. Kidney Int 18: 395
36. Thanner F, Wartha R, Gekle D (1979) Molekulargewichtsbezogene Analyse der physiologischen Proteinurie Neugeborener. Klin Wochenschr 57: 285
37. Thomas L, Winckelmann M, Michaelis HC, Walb D (1981) Quantitative Proteinbestimmung im Harn mit dem Proteinbindungsfarbstoff Coomassie Brilliant Blau 6250. J Clin Chem Clin Biochem 19: 203
38. Vesterberg O, Nise G (1973) Urinary proteins studied by the use of isoelectric focusing. Tubular malfunction in association with exposure to cadmium. Clin Chem 19: 1179
39. Viberti GC (1979) Early functional and morphological changes in diabetic nephropathy. Clin Nephrol 12: 47
40. Vittinghus E, Mogensen CE (1982) Graded exercise and protein excretion in diabetic man and the effect of insulin treatment. Kidney Int 21: 725
41. Welty JW (1937) Febrile albuminuria. Am J Med Sci 194: 70
42. Wurster U, Ehrich JHH (im Druck) Silberfärbung von Urinproteinen. Nieren Hochdruckkr

2 Ultraschalldiagnostik des Harntrakts

D. Weitzel und H. Peters

2.1 Einleitung

Kaum ein Untersuchungsverfahren hat die pädiatrisch-urologische Diagnostik so bereichert wie die Ultraschalluntersuchung des Harntrakts. Ihre methodischen Vorteile kommen den besonderen Problemen von Nierenerkrankungen entgegen. So können schwere morphologische Veränderungen des Harntrakts mit uncharakteristischen, teilweise sogar ohne Symptome einhergehen. Da für diese Erkrankungen die Früherkennung von entscheidender prognostischer Bedeutung ist, sollte die Indikation zur morphologischen Untersuchung der Harnwege großzügig gestellt werden. Dies ist mit Hilfe von Röntgenkontrastmitteluntersuchungen wegen der Strahlenbelastung und der Kontrastmittelnebenwirkungen nicht möglich, so daß sich die Sonographie mittlerweile *in der bildgebenden Diagnostik* des Harntrakts zur *Methode der ersten Wahl* entwickelt hat.

2.2 Methode und Gerät

Bezüglich der Ultraschallphysik- und Verfahrungstechnologie sei auf die Ultraschall-Lehrbücher verwiesen [7, 32]. Zur Ultraschalldiagnostik der Harnwege sollten bei Kindern nur Realtime-Geräte mit Schallköpfen von 5 MHz und mehr verwendet werden. Dabei sind Linear-Array-Geräte sowie Geräte mit Sektorschallköpfen zur Untersuchung geeignet. Wasservorlaufstrecken sind bei diesen hochfrequenten Schallköpfen für die Routineuntersuchung in der Regel entbehrlich.

2.3 Untersuchungsvorbereitungen

Die wichtigste und einzige Untersuchungsvorbereitung ist die *ausreichende Flüssigkeitszufuhr 1 h vor Untersuchungsbeginn,* da:

1. Meßwerterhebungen standardisierte Bedingungen erfordern,
2. kompensierte Harntransportstörungen im dehydrierten Zustand nicht sichtbar sein können,
3. der retrovesikale Raum nur bei gut gefüllter Blase beurteilt werden sollte.

2.4 Ultraschallanatomie und Untersuchungstechnik

Anatomie der Nieren

Die Nieren liegen paravertebral im Retroperitoneum parallel den Psoasmuskeln. Ihre Längsachse divergiert in kaudaler Richtung um 10°-20° zur Wirbelsäule und zur dorsalen Körperoberfläche. Eine weitere wichtige Achse ist die Rotationsachse, die durch die Lage des Mittelechokomplexes im Querschnitt gekennzeichnet ist. Der Mittelechokomplex bildet im Hilusbereich eine Abweichung zur Horizontalen von etwa 30°. Die rechte Niere steht bedingt durch ihre Lage unterhalb des rechten Leberlappens bis zu 2 cm tiefer als die linke Niere. Aus diesem Grund wird die rechte Niere an der dorsalen Seite lediglich von der 12. und die linke Niere von der 11. und 12. Rippe teilweise überdeckt. Auf Grund der Atemverschieblichkeit der Nieren können sie bei tiefer Inspiration mit ihrem kranialen Pol aus diesem Rippenschatten hervortreten, so daß sie bei der Untersuchung von dorsal gänzlich beurteilt werden können.

Bei der Untersuchung im Längsschnitt haben die Nieren die Form eines Ellipsoids. Das Nierenparenchym besitzt eine feine homogene Schalltextur mittlerer Echogenität. Im Zentrum der Niere liegt der Mittelechokomplex mit inhomogener Schalltextur hoher Echogenität. Er wird durch die im Sinus renalis liegenden Strukturen (Gefäße, Nierenbecken, Fettgewebe) erzeugt. Bei Neugeborenen kann die sonst glatte Nierenkontur auf Grund einer noch bestehenden fetalen Lappung (Renculi) gekerbt sein. In der Regel sind in diesem Alter die Markpyramiden als echoarme dreieckige Areale des Nierenparenchyms gut abgrenzbar. Im Querschnitt besitzt das Nierenparenchym eine hufeisenförmige Konfiguration im Hilusbereich. Das Nierenbecken ist in der Regel nicht abgrenzbar, häufig können jedoch die Gefäße als echofreie bis echoarme Bänder dargestellt werden. Die Differenzierung zwischen A. renalis und

V. renalis sind bei Kindern oft schwierig. Als Unterscheidungsmerkmal ist weniger das Gefäßkaliber als der Gefäßverlauf entscheidend, der jedoch nur von ventral beurteilbar ist. Die rechte Nierenarterie zieht unterhalb der V. cava zur Aorta, die linke Nierenvene überkreuzt die Aorta und ist deshalb oft weitlumig.

Blase
Die Harnblase ist in Abhängigkeit vom Füllungszustand des Unterbauchs als rundes bis ovales echofreies Areal darstellbar. In den meisten Fällen läßt sich die Harnblasenwand in einer Stärke von 2-3 mm abgrenzen. Sie besitzt eine homogene, feine Echotextur mittlerer Echogenität.

Untersuchungstechnik
Die Untersuchung sollte möglichst in Rückenlage begonnen werden, um einerseits die ausreichende Harnblasenfüllung zu überprüfen und andererseits den Retrovesikalraum zu inspizieren. Außerdem gilt es bei kleineren Kindern, der Spontanmiktion zuvorzukommen. Anschließend erfolgt die Untersuchung der Nieren von ventral, wobei die Leber und die Milz als Schallfenster dienen. Wichtig ist vor allem der Flankenlängsschnitt, da in dieser Schnittebene die einzelnen Nierenbeckenkelche, das Nierenbecken und häufig der Ureterabgang dargestellt werden können. Daran schließen sich Längs- und Querschnitte in Bauchlage an. Es ist besonders darauf zu achten, daß alle Abschnitte der Niere durch kontinuierliches Verschieben des Schallkopfes sowohl im Längs- als auch im Querschnitt durchgemustert werden. Nach diesem Untersuchungsgang sollen die Kinder nach Möglichkeit ihre Blase entleeren, damit eine Restharnprüfung durchgeführt werden kann [17]. Im Falle einer nachgewiesenen Harntransportstörung sollten die Nieren nach erfolgter Miktion erneut untersucht werden.

Neben der morphologischen Beurteilung sollte die Niere in Länge, Breite und Tiefe, im Längs- und Querschnitt vermessen und daraus über eine Ellipsoidformel das Nierenvolumen berechnet werden [29]:

Nierenvolume = Länge × Breite × mittlere Tiefe × 0,523.

Mittlere Tiefe = Mittelwert der im Längs- und Querschnitt gemessenen Tiefe.

2.5 Sonographische Befunde bei Erkrankungen des oberen Harntrakts

2.5.1 Fehlbildungen der Niere

Pathologie und Mißbildungen

Einseitige Nierenagenesie. Die Diagnose kann gestellt werden, wenn eine Niere sich weder an typischer noch an atypischer Stelle nachweisen läßt und die andere Niere kompensatorisch hypertrophiert ist. Eine dysplastische oder eine dystope Niere kann sonographisch nicht sicher ausgeschlossen werden.

Beidseitige Nierenagenesie (Potter-Syndrom). Neben der fehlenden Darstellbarkeit der Nieren läßt sich sonographisch auch nach Diuretikagaben die Harnblase nicht darstellen. Die beim Neugeborenen großen Nebennieren können als dysplastische Nieren fehlinterpretiert werden.

Nierenhypoplasie. Hier liegt eine proportionierte Verkleinerung der Niere mit erhaltener Parenchym-Mittelecho-Relation vor.

Nierendysplasie. Neben der Verkleinerung ist auch das Schallbild der Niere verändert. In der Regel ist die Echogenität des Parenchyms erhöht, die Nierenkontur unregelmäßig, vereinzelt lassen sich Zysten als echofreie Areale in der Niere nachweisen.

Nierendystopie. Kann bei der Untersuchung von dorsal nur eine normal große Einzelniere nachgewiesen werden, so muß eine dystope Niere von ventral gesucht werden. Die häufigste Lokalisation ist im kleinen Becken. Ihre Erkennung ist schwierig, da sie häufig im Schallschatten lufthaltiger Darmschlingen liegen und da ihr Schallbild durch die in der Regel bestehende Malrotation zusätzlich verändert ist.

Verschmelzungsniere, Hufeisenniere. Neben der Fehlstellung der Nierenlängsachsen fällt hier in der Regel auch eine Malrotation auf. Die Verschmelzungsstelle kann von dorsal wegen der davorliegenden Wirbelsäule nicht dargestellt werden. Bei der Untersuchung von ventral kann die Parenchymbrücke abgebildet werden, wenn sie ausreichend dick und nicht von gashaltigen Darmschlingen überlagert ist.

Doppelniere. Kennzeichen für die Doppelniere ist die sonographische Zweiteilung des Mittelechos im Längsschnitt sowie die 2malige Darstellung eines Nierenhilus im Querschnitt. Die Diagnose ist insbesondere bei fehlender Harntransportstörung oder bei kleiner oberer Anlage sehr schwierig. Nur die Zweiteilung des Mittelechokomplexes im Längsschnitt reicht für die Diagnose nicht aus, da dieser Befund auch durch ein gespreiztes Nierenkelchsystem erzeugt werden kann. Liegt jedoch eine Harntransportstörung in einem Anteil der Doppelniere vor, so ist die Diagnose in der Regel leicht zu stellen. Bei ausgeprägter Obstruktion, die in der Regel die obere Anlage betrifft, erkennt man häufig nur eine zystische große Raumforderung.

Multizystische Niere. Die fast immer einseitige Nierenerkrankung erzeugt sonographisch echofreie Areale in weintraubenförmiger Anordnung. Nierenparenchym kann dabei nicht dargestellt werden. Manchmal können differentialdiagnostische Abgrenzungsschwierigkeiten zur subpelvinen Stenose entstehen, wenn bei Formen mit nichtatretischem Nierenbecken die Zysten miteinander kommunizieren [26] oder wenn eine zentral gelegene Zyste wegen ihrer Größe das sonographische Bild einer schweren Hydronephrose erzeugt. Die kontralaterale Niere weist in 30% der Fälle sonographische Zeichen einer Harntransportstörung oder Dysplasie auf [5]. Außerdem ist sie kompensatorisch vergrößert (wegen der fehlenden Ausscheidungsfunktion der multizystischen Niere.)

Polyzystische Nierenerkrankung (infantiler Typ). Bei dieser autosomal rezessiv vererbten Erkrankung sind bereits beim Neugeborenen die Nieren bis auf das 10fache der Norm vergrößert und weisen eine deutlich erhöhte Echogenität mit vereinzelten echoarmen Arealen auf, sog. „pepper and salt kidney" [9, 20, 24]. Die Leberbeteiligung wird hingegen erst im Laufe des Kleinkindesalters manifest.

Polyzystische Nieren (adulte Form). Dieses autosomal dominante Leiden wird in der Regel erst in der späten Kindheit auffällig [19, 31]. Sonographisch sind anfänglich die Nieren nur vergrößert, später treten in unterschiedlicher Ausprägung zystische Areale auf. Mit fortschreitendem Alter nimmt der Durchmesser der Zysten zu, wodurch die Nierenkontur unregelmäßig wird und der Mittelechokomplex aufgesplittert werden kann. Ein Drittel der Fälle zeigt zusätzlich Zysten in anderen Organen, vorwiegend in der Leber, selten in Pankreas, Milz, Schilddrüse und Genitaltrakt.

Isolierte Zyste [4]. Dieses bei Kindern seltene Krankheitsbild imponiert sonographisch als rundes, echofreies und gut abgrenzbares Areal mit dorsaler Schallverstärkung. Eine Nierenzyste am kranialen Pol verlangt den Ausschluß einer Doppelniere mit Hydronephrose.

Markschwammniere. Die Nieren weisen eine unterschiedliche Größe auf und sind morphologisch gekennzeichnet durch die erhöhte Echogenität im Markbereich, die durch zystisch erweiterte Sammelrohre und Verkalkungen im Pyramidenbereich verursacht wird.

2.5.2 Harntransportstörungen

Abfluß-
hindernisse

Harntransportstörungen sind sonographisch sicher feststellbar [12] und im Verlauf beurteilbar [27]. Sie erzeugen je nach Schweregrad und Lokalisation in unterschiedlicher Ausprägung charakteristische Befunde an den Nieren, dem Harnleiter und der Harnblase [10]. Die Zeichen der infravesikalen Obstruktion werden im Abschnitt Harnblase dargestellt.

Zeichen der Harntransportstörung an den Nieren sind:

- Aufweitung des Nierenbeckens,
- Aufweitung der Nierenbeckenkelche,
- Verschmälerung des Nierenparenchyms.

Bei schwersten Hydronephrosen kommt es nur noch zur Darstellung einer zystischen Raumforderung im Nierenlager, ohne nachweisbares Nierenparenchym. Diese morphologischen Veränderungen sind verbunden mit einer meßbaren Zunahme des Nierenvolumens und des anteriorposterioren Nierendurchmessers. Neben der morphologischen Beurteilung erlauben insbesondere die Meßwerte eine sichere Beurteilung des Verlaufs von Harntransportstörungen. Zu einer zuverlässigen Erkennung und Verlaufsbeurteilung von Harntransportstörungen ist es allerdings erforderlich, daß die Untersuchungen immer an ausreichend hydrierten Patienten erfolgen [18]. Ein ampulläres Hohlsystem kann sonographisch nicht sicher von einer leichten Harntransportstörung differenziert werden. Liegt die Obstruktion unterhalb des Nierenbeckens, so läßt sich sonographisch der dilatierte Harnleiter in seinem proximalen Abschnitt von der Flanke aus darstellen und in seinem distalen Abschnitt hinter der flüssigkeitsgefüllten Harnblase als tubuläre Struktur nachweisen. Bei Vorliegen einer Ureterozele wölbt sich der distale ventrale Harnleiterabschnitt in die Blase vor. Dies führt zu einer bogig im Blasenvolumen verlaufenden feinen Echostruktur [6]. Eine sichere Differenzierung zwischen einem obstruktiven, einem idiopathischen und einem refluxbedingten Megaureter ist sonographisch nicht möglich.

Wenn auch sonographisch Ausmaß und Lokalisation der Harntransportstörung recht zuverlässig bestimmt werden können, so erfordert *jede nachgewiesene Harntransportstörung* doch eine vollständige *radiologische Abklärung*. Die Diuresesonographie mittels intravenös applizierten Diuretika bleibt speziellen Indikationen vorbehalten. Die *Verlaufsdiagnostik* ist hingegen primär *eine Domäne der Sonographie* geworden.

2.5.3 Vesikorenaler Reflux

Reflux

Die Aussagekraft der Sonographie in der Refluxdiagnostik ist gegenwärtig noch nicht ausreichend untersucht. Für einen Reflux ergeben sich sonographisch folgende Hinweise:
- Darstellung des Nierenbeckens vor Miktion bei normalem Nierenbeckenbefund nach Miktion,
- Darstellung eines dilatierten Ureters retrovesikal vor der Miktion bei nach der Miktion nachweisbarem Restharn.

Diese Veränderungen lassen sich sowohl direkt als auch indirekt durch retrograde Auffüllung der Harnblase nachweisen. Nach eigenen Erfahrungen lassen sich Refluxe Grad 3-5 nach Parkulainen in der Regel darstellen. Ein unspezifischer Hinweis auf einen Reflux ist die Darstellung einer verkleinerten Niere. *Der Ausschluß eines Refluxes erfordert jedoch gegenwärtig die Durchführung eines Miktionszystourethrogramms.*

2.5.4 Entzündliche Nierenerkrankungen

Entzündung
Eine Unterscheidung zwischen glomerulären und intestitiellen Nephritiden ist sonographisch nicht möglich. Wohl aber erzeugen akute und chronische Verlaufsformen verschiedene Ultraschallbefunde [11, 23].

Akute Nephritiden sind durch folgende Kriterien gekennzeichnet:

- Vergrößerung der Niere, insbesondere bei kleineren Kindern,
- Verbreiterung des Nierenparenchyms,
- erniedrigte Echogenität des Nierenparenchyms.

Diese Zeichen sind dabei im Einzelfall unterschiedlich ausgeprägt, ohne daß daraus Rückschlüsse auf den weiteren Verlauf und die eigentliche Schwere der Erkrankung geschlossen werden können.

Chronische Nephritiden führen zu:

- Verkleinerung der Nieren,
- unregelmäßiger Nierenkontur mit narbenbedingten Einziehungen,
- Verschmälerung des Nierenparenchymsaums,
- erhöhter Echogenität des Parenchymsaums.

Im Falle der Schrumpfnieren, dem Endstadium der chronischen Nephritis, findet sich sonographisch eine stark verkleinerte Niere mit höckriger Oberfläche und so stark erhöhter Echogenität, daß es schwierig werden kann, das Nierenparenchym vom Mittelecho und vom umliegenden perihilären Fettgewebe abzugrenzen.

Ein *Nierenabszeß* kann zu sehr unterschiedlichen Schallbildern führen [16, 28]. Es sind genauso echoarme wie echogene Raumforderungen mit homogener oder inhomogener Schalltextur möglich, so daß erhebliche differentialdiagnostische Abgrenzungsschwierigkeiten zu einem Nierentumor entstehen können. Bei Beteiligung der Nierenkapsel kommt es zur Aufhebung der Atemverschieblichkeit der Niere.

2.5.5 Nierengefäßprozesse

Nierengefäß-
erkrankungen

Nierenvenenthrombosen sind sonographisch gekennzeichnet durch [21, 23]:

- zwei- bis vierfach erhöhtes Nierenvolumen,
- schlechte bis fehlende Abgrenzbarkeit des Mittelechos,
- echofreie meist randständige Areale unterschiedlicher Ausprägung als Zeichen hämorrhagischer Infarzierung.

Bei den weiteren Verlaufskontrollen kann sowohl eine Normalisierung des Schallbefunds als auch die Entwicklung einer verkleinerten oder aber die Umwandlung größerer hämorrhagischer Areale in eine zystische Raumforderung beobachtet werden.

Bei *Nierenarterienstenosen* ist die Sonographie bei Kindern hinsichtlich ihrer Aussagefähigkeit in Ermangelung einschlägiger Erfahrungen noch offen, obwohl die Darstellung der Nierenarterien auch bei Kindern möglich ist.

Die ***posttraumatisch bedingte Intimaeinrollung der Nierenarterie*** führt akut zu keinen morphologischen Veränderungen der Niere. Erst bei Einsetzen der Nekrobiose kommt es zu Veränderungen der Echotextur und zur deutlichen Verkleinerung der Niere.

2.5.6 Urolithiasis

Nierensteine

Harnkonkremente sind gut erkennbar an ihren **stark echogenen Schallreflexionen** mit sich anschließendem **Schallschatten,** der allerdings bei kleineren Konkrementen unterhalb von 3 mm fehlt. Im Bereich des Nierenbecken-Kelchsystems und der Harnblase können diese Konkremente meist leicht abgegrenzt werden, während ein Ureterstein in der Regel sonographisch nicht direkt sichtbar ist, häufig jedoch zu einer Harntransportstörung an den Nieren führt. Eine Sonderform ist die Nephrokalzinose [8, 22], die stark echogene Areale im Mark-Pyramidenbereich mit oder ohne konsekutivem Schallschatten erzeugt.

2.5.7 Wilms-Tumor

Tumor

In den meisten Fällen ist der Wilms-Tumor bei der Erstuntersuchung schon so groß, daß es schwierig sein kann, überhaupt noch Nierenanteile im Zusammenhang mit dem Tumor nachzuweisen. Der Tumor selbst ist in der Regel glatt konturiert und besitzt eine mittel bis grobe, inhomogene Echotextur mittlerer Echogenität. Häufig lassen sich echofreie zystisch wirkende Areale im Tumor erkennen. Außer einer Stadieneinteilung anhand von Ausdehnungsparametern [30] ist eine weitere Artklassifikation nicht möglich. Kleinere auf die Niere begrenzte Wilms-Tumoren haben wir bisher nur bei bilateralem Befall gesehen. Die sorgfältige Inspektion der Gegenseite kann daher nicht genügend betont werden. *Tumorvolumenbestimmungen* ermöglichen es, die präoperative konservative Therapie zu steuern [2]. Von großer Bedeutung ist die *Langzeitüberwachung* zum frühzeitigen *Erkennen von Rezidiven und Metastasen,* die in festgelegten Intervallen nach bestimmten Untersuchungsschemata durchgeführt werden sollten.

2.5.8 Nierentrauma [1, 25]

Trauma

Eine *Nierenkontusion* führt in der Regel nur zu einer Zunahme des Nierenvolumens.
Ein *perirenales Hämatom* erzeugt als typisches sonographisches Zeichen eine unterschiedlich dicke, partielle bis komplette Doppelkontur der Niere. Dieses zwischen den Bindegewebs- und Fettgewebskapseln der Niere gelegene Hämatom kann je nach Alter eine anfänglich niedrige, später erhöhte Echogenität aufweisen. Dadurch werden auch nichtsichtbare Konturunterbrechungen der Niere sonographisch auffällig.
Bei der *Gefäßstilverletzung (Intimaeinrollung)* kann in der Frühphase die Niere sonographisch unauffällig erscheinen, während mit Einsetzen der Nekrobiose die Größe und Schalltextur der Niere verändert wird.
Bei klinischen Hinweisen auf ein Nierentrauma sollten funktionsabhängige Untersuchungen wie *Urographie* und *Szintigraphie nicht alternativ, sondern gemeinsam mit der funktionsunabhängigen Sonographie* eingesetzt werden.

2.5.9 Transplantatnieren [14]

Transplantat Bei der Nierentransplantation besitzt die Ultraschalluntersuchung einen hohen Stellenwert, da die in der Fossa iliaca liegende Transplantatniere gut beurteilt werden kann. Bei komplikationsfreien Verläufen entspricht das sonographische Bild dem der nichttransplantierten Niere. Als wesentliche Unterschiede ohne klinische Bedeutung sind weitlumige Nierenbeckenkelche infolge der transplantationsbedingten Denervierung und echofreie Areale vorwiegend im Hilusbereich, bedingt durch unzureichenden Lymphabfluß, zu erwähnen.

Die Sonographie liefert zur Erkennung folgender Verlaufskomplikationen wichtige Beiträge:

- operationsbedingte Komplikationen,
- Abstoßungsreaktion,
- akute tubuläre Nekrose.

Die *operationsbedingten Komplikationen* wie Hämatome, Harnabflußbehinderungen und Gefäßverschlüsse erzeugen die oben an anderer Stelle bereits erwähnten sonographischen Bilder.

Eine *akute Abstoßungskrise* führt zu:

- einer Zunahme des Nierenvolumens,
- einer verplumpten Konfiguration der Niere,
- dem Auftreten echoarmer Regionen im Parenchym,
- der Zunahme der Parenchymdicke,
- der Abschwächung bzw. dem Verschwinden des Mittelechos.

Bei protrahierten Verläufen dagegen kommt es nach einem anfänglich eher akuten Befundbild zu einer

- Verkleinerung der Niere,
- unregelmäßigen Nierenkontur,
- erhöhten Echogenität.

Bei der ischämisch verursachten *akuten tubulären Nekrose* ist das sonographische Bild nicht wesentlich pathologisch verändert, so daß die Befundkonstellation einer Niereninsuffizienz bei gleichzeitig unauffälligem Schallbild an diese Diagnose denken läßt.

2.6 Sonographische Befunde bei Erkrankungen des unteren Harntrakts

2.6.1 Fehlbildungen

Blase

Die *Harnblasenaplasie* kann sonographisch nur dann diagnostiziert werden, wenn sich eine Harnblase auch nach Diuretikagabe nicht nachweisen läßt. Können zusätzlich die Nieren nicht dargestellt werden, so liegt ein Potter-Syndrom vor.

Große *Blasendivertikel* führen zu paravesikal gelegenen zystischen Raumforderungen, die sich in der Regel nach Miktion vergrößern. Häufig sind sie jedoch nach Miktion durch die Überlagerung mit lufthaltigen Darmschlingen nicht mehr erkennbar.

Beim *Prune-Belly-Syndrom* [15] ist die Harnblase massiv vergrößert. Die Harnblasenwand erscheint verdickt. Durch das Fehlen der Prostata läßt sich die proximal erweiterte Harnröhre darstellen. Dorsal der Harnblase bilden sich meist monströs erweiterte und geschlängelte Ureteren ab.

Die *Urachuszyste* bildet sich als mittelständige, bauchdeckennahe, zwischen Harnblasendom und Nabel gelegene Raumforderung ab. Nicht infiziert ist sie reflexfrei, infiziert variiert ihr Schallbild, so daß nur durch Punktion die Konsistenz der Raumforderung ermittelt werden kann. Differentialdiagnostisch müssen an der Bauchwand adhärente Darmabschnitte oder ein Meckelsches Divertikel in Erwägung gezogen werden.

Beim *persistierenden Urachusgang* kann die Verbindung zur Blase bzw. zum Nabel oder zu beidem nachgewiesen werden.

Eine *neurogen gestörte Blase* kann sonographisch vermutet werden, wenn die Längsachse der Blase deutlich zur linken Körperseite abweicht und ihre Form sich stark von einem Ellipsoid unterscheidet. Wie bei der infravesikalen Obstruktion lassen sich häufig Restharn und/oder eine Blasenwandverdickung nachweisen. Pseudodivertikel sind sonographisch nicht sichtbar.

2.6.2 Infravesikale Obstruktion

Wenn auch die Ursache der infravesikalen Obstruktion sonographisch nicht nachweisbar ist, so sind doch ihre sekundären Veränderungen an der Blase frühzeitig erkennbar: Restharn und/oder Blasenwandverdickung. Da sowohl der Restharn als auch die Blasenwandverdickung sonographisch quantifiziert werden kann, ist die Methode gut für die Verlaufsdiagnostik geeignet.

2.6.3 Harnblasensteine / Fremdkörper

Hier findet man einen Echokomplex hoher Echogenität in der Blase, der durch Umlagerung seine Position verändert. In Abhängigkeit von der Größe des Steins kann ein Schallschatten nachgewiesen werden.

2.6.4 Harnblasentumor

Harnblasentumore sind im Kindesalter sehr selten. Dementsprechend fehlen einschlägige Erfahrungen. Es ist aber zu erwarten, daß ähnlich wie auch bei Erwachsenen sonographisch nicht nur Tumoren in der Blase, sondern auch das Ausmaß der Infiltration ins Becken recht zuverlässig bestimmt werden können. Ebenfalls können auch Polypen der hinteren Harnröhre erfaßt werden.

2.7 Ultraschallgezielte Punktionen [3]

Punktionen

Mit der Einführung der Ultraschalluntersuchung wurde auch früh die Einsatzmöglichkeit zur Punktion erkannt. Dabei stehen zwei Möglichkeiten zur Verfügung:

1. Punktion unter sonographischer Sicht,
2. Freihandtechnik nach vorheriger sonographischer Lokalisation.

Für die Punktion unter sonographischer Sicht stehen mittlerweile *spezielle Schallköpfe* oder aber zusätzliche Halterungen zur Verfügung, so daß die Nadel während der Punktion unter Sicht vorgeschoben werden kann. Diese speziellen Schallköpfe bleiben aber aus Kostengründen nur wenigen Zentren vorbehalten. Bei der Freihandtechnik werden vorher durch eine Ultraschalluntersuchung Punktionsstelle, Punktionsrichtung und Punktionstiefe ermittelt. Punktionen können zu diagnostischen (Nierenbiopsie) und therapeutischen (Nephrostomie) Zwecken vorgenommen werden. Ferner kann man sich mit der Ultraschalluntersuchung anläßlich einer Blasenpunktion über den Füllungszustand der Blase informieren.

2.8 Indikationen

Wann Sonographie?

1. *Primärdiagnostik*
   - Harnwegsinfektion
   - Hämaturie
   - Bauchschmerzen
   - tastbare Raumforderungen
   - Abdomen
   - Gedeih- und Wachstumsstörungen
   - Blasenentleerungsstörungen
   - unklare Temperaturen
   - Hypertonie
   - Enuresis
   - Ohrmuscheldysplasie
   - Gesichtsdysmorphien
   - Skelettfehlbildungen
   - Herzfehler
   - Analatresie
   - Genitalfehlbildungen
   - chromosomale Störungen
   - Fehlbildungssyndrome

2. *Verlaufsdiagnostik*
   - *postoperative Kontrollen nach Eingriff an Niere, Nierenbecken, Harnleiter, Harnblase, Harnröhre*
   - Erkrankungen, die mit Nierengrößenveränderungen verbunden sind, wie Pyelonephritiden und Glomerulonephritiden
   - Erkrankungen, die zu Harnblasenwandveränderungen und Restharn führen, wie neurogen gestörte Blase, infravesikale Obstruktion
   - hämorrhagische Zystitis
   - Harntransportstörung
   - Nierentumoren
   - Stoffwechselerkrankungen mit renaler Beteiligung

2.9 Stellenwert

Die Erfahrungen des letzten Jahrzehnts haben gezeigt, daß nur durch die großzügig indizierte Sonographie die Frühdiagnose von kongenitalen Anomalien des Harntrakts entscheidend verbessert werden konnte. *Grundsätzlich* sollte die ***Sonographie vor einer geplanten röntgenologischen Diagnostik*** des Harntrakts erfolgen, da nur durch dieses Vorgehen die strahlenbelastende Untersuchung rationeller ablaufen kann. Die Sonographie hat einerseits zu einer Aufwertung klinischer Befunde und andererseits zu einer strengeren Indikation und zielgerichteteren Durchführung der Röntgendiagnostik geführt. Das diagnostische Vorgehen kann mithilfe der Sonographie flexibler gehandhabt und stärker vom möglichen therapeutischen Nutzen abhängig gemacht werden. Die damit verbundenen Möglichkeiten sind aber nur dann optimal zu nutzen, wenn der Ultraschalldiagnostiker auch die Klinik oder umgekehrt der Kliniker auch die Ultraschalldiagnostik beherrscht.

Literatur

1. Afshrift M, de Sy W, Voet D, Nachtegaele (1982) Fractured kidney and retroperitoneal hematoma diagnosed by ultrasound. JCU 10: 335-336
2. Alzen G, Gutjahr P, Weitzel D (1980) Ultraschalluntersuchungen von Wilmstumoren Stadium II-IV während der präoperativen Therapie. Klin Pädiatr 192: 117-122
3. Babcock JR, Shkolnik A, Cook W (1979) Ultrasoundguided percutaneous nephrostomy in the pediatric patient. J Urol 121: 327-329
4. Bartholmew TH, Slovis TL, Kroovand RL, Corbett DP (1980) The sonographic evaluation and management of simple renal cysts in children. J Urol 123: 732-736
5. Bearman SB, Hine PL, Sanders RC (1976) Multicystic kidney: A sonographic pattern. Radiology 118: 685-688
6. Berger LA (1979) Grey scale ultrasound demonstration of ureterocele and hydroureter. Br J Radiol 52: 760-761
7. Braun B, Günther R, Schwerk WB (1983) Ultraschalldiagnostik: Lehrbuch und Atlas. Ecomed, Landsberg/Lech
8. Cacciarelli AA, Young N, Levine AJ (1978) Gray scale ultrasonic demonstration of nephrocalcinosis. Radiology 128: 459
9. Chilton SJ, Cremin BJ (1981) The spectrum of polycystic disease in children. Pediatr Radiol 11: 9-25
10. Chopra A, Teele RL (1980) Hydronephrosis in children: Narrowing the differential diagnosis with ultrasound. JCU 8: 473-478
11. Edell SL, Bonavita SA (1979) The sonographic appearance of acute pyelonephritis. Radiology 132: 683-685

12. Ellenbogen PH, Scheible FW, Talner LB, Leopold GR (1978) Sensitivity of grey scale ultrasound in detecting urinary tract obstruction. AJR 130: 731-733
13. Fiegler W, Cromme R, Szekessy T, Kampf D (1981) Die Sonographie bei diffusen beiderseitigen Nierenparenchymerkrankungen. ROEFO 135: 645-648
14. Frick MP, Feinberg SB, Sibley R, Idstrom ME (1981) Ultrasound in acute renal transplant rejection. Radiology 138: 657-660
15. Garris J, Kangarloo H, Sarti D, Sample WF, Smith LE (1980) The ultrasound spectrum of Prune-belly-Syndrome. JCU 8: 117-120
16. Goldman SM, Minkin SD, Naraval DC et al. (1977) Renal carbuncle: The use of ultrasound in its diagnosis and treatment. J Urol 118: 525-528
17. Harrison NW, Parks C, Sherwood T (1976) Ultrasound assessment of residual urine in children. Br J Urol 47: 805-814
18. Hasch E (1978) Ultrasound scanning for monitoring childhood hydronephrosis. JCU 6: 156-159
19. Lawson TL, McClennan BL, Shirkhoda A (1978) Adult polycystic kidney disease: Ultrasonographic and computed tomographic appearance. JCU 6: 297-302
20. Metreweli C, Garel L (1980) The echographic diagnosis of infantile renal polycystic disease. Ann Radiol 23: 103-107
21. Peters H, Dittrich D, Weitzel D, Tröger J, Schulte-Wissermann H (1983) Sonographic patterns of renal vein thrombosis in neonates. Eur J Pediatr 140: 176
22. Pollack HM, Arger PH, Goldberg BB, Mulholland SG (1978) Ultrasonic detection of nonopaque renal calculi. Radiology 127: 233-235
23. Rosenberg ER, Trought WS, Kirks DR, Summer TE, Grossman H (1980) Ultrasonic diagnosis of renal vein thrombosis in neonates. AJR 134: 35-38
24. Rosenfield AT, Siegel NJ, Kapellman NB, Taylor KJW (1977) Gray scale ultrasonography in medullary cystic disease of the kidney and congenital hepatic fibrosis with tubular ectasia: New observation. AJR 129: 297-303
25. Schmoller H, Kunit G (1979) Ultraschallbefunde beim stumpfen Bauchtrauma. ROEFO 131: 36-40
26. Stuck KJ, Koff SA, Silver TM (1982) Ultrasonic features of multicystic dysplastic kidney: Expanded diagnostic criteria. Radiology 143: 217
27. Tröger J, Weitzel D, Blagojevic S, Straub E (1977) Die Bedeutung der Ultraschalldiagnostik für die Feststellung und Verlaufsbeurteilung von obstruktiven Uropathien. Monatsschr Kinderheilkd 125: 332-333
28. Van Kirk OC, Go RT, Wedel VJ (1980) Sonographic features of xanthogranulomatous pyelonephritis. AJR 134: 1035-1039
29. Weitzel D (1978) Untersuchungen zur sonographischen Organometrie im Kindesalter. Med Habil, Mainz
30. Weitzel D (1981) Sonographische Diagnostik des Wilms-Tumors. Klin Pädiatr 193: 230-231
31. Weitzel D, Bahlmann J, Otto P (1974) Die Wertigkeit der Sonographie für die Diagnostik von Zystennieren. Dtsch Med Wochenschr 99: 1587-1593
32. Weitzel D, Dinkel E, Dittrich M, Peters H (1984) Pädiatrische Sonographie. Springer, Berlin Heidelberg New York Tokyo

3 Diagnostik und Therapie akuter und rezidivierender Harnwegsentzündungen

J. Brodehl

3.1 Definition

Harnwegsinfektionen (HWI) sind bakterielle Infektionen des Urins und der ableitenden Harnwege. Sie können zu einer Entzündung der Schleimhaut (Harnwegsentzündung = HWE) führen, die durch Leukozyturie und weitere Entzündungszeichen gekennzeichnet ist, und/oder auf die Niere übergreifen (= Pyelonephritis). Die HWI tritt in 3 Formen in Erscheinung:

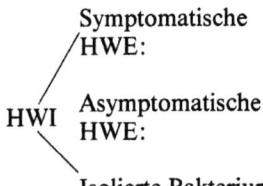

	Symptomatische HWE:	Signifikante Bakteriurie *mit* Leukozyturie und *mit* klinischen Symptomen
HWI	Asymptomatische HWE:	Signifikante Bakteriurie *mit* Leukozyturie *ohne* klinische Symptome
	Isolierte Bakteriurie:	Signifikante Bakteriurie *ohne* Leukozyturie und *ohne* klinische Symptome

Nomenklatur   In der Literatur ist die **Nomenklatur sehr uneinheitlich**; vielfach wird nicht klar zwischen isolierter Bakteriurie und asymptomatischer HWE unterschieden, bzw. es werden beide Begriffe synonym verwendet. Aus diagnostischer und therapeutischer Sicht sind aber klare Definitionen erforderlich. Der Ausdruck „signifikante" Bakteriurie ist mit dem der „isolierten" identisch. Der häufig verwendete Ausdruck „asymptomatische Bakteriurie (ABU)" bezeichnet zumeist sowohl die isolierte Bakteriurie wie die asymptomatische Harnwegsentzündung. Analoges gilt für das englische „covert bacteriuria". Die englischsprachige „recommended terminology of urinary-tract infection (= UTI)" verzichtet eigenartigerweise auf die Definition der Entzündung und Leukozyturie [61]. Ferner wird zwischen unterer HWE (=Zystitis) und oberer HWE (Zystitis + Pyelitis + Pyelonephritis) unterschieden, wobei es im Einzelfall sehr schwierig sein kann, die exakte Differenzierung vorzunehmen.

3.2 Ätiologie und Pathogenese

Die überwiegende *Mehrzahl* aller HWE entsteht *durch aszendierende Infektionen*. Nur im frühen Säuglingsalter spielt die hämatogene Infektion eine wichtige Rolle [4]. Das Angehen der Infektion wird durch folgende Faktoren beeinflußt:

1. Virulenz der Erreger,
2. bakterielle Besiedelung der periurethralen Region,
3. Abwehrmechanismen der Schleimhaut,
4. Urinfluß.

Virulenz

Die *Virulenz* der Keime ist bis heute nur *schwer zu erfassen*. In einer Untersuchung von Lindberg et al. [54] wurden Keime von Mädchen mit isolierter Bakteriurie, Zystitis und Pyelonephritis verglichen. Es zeigte sich, daß E.coli von Pyelonephritispatienten besonderen O-Antigentypen zuzuordnen waren, sich weniger sensibel gegenüber einer bakteriziden Wirkung des Serums zeigten und weniger zu einer Spontanagglutination neigten, als die von Patienten mit isolierter Bakteriurie. Vergleichbare Befunde wurden durch Bestimmung der K-Antigene von Colikeimen erzielt [42]. Die Virulenz der Keime hängt ferner von ihrer Haftfähigkeit auf dem Uroepithel ab, die offensichtlich durch Antikörper im Urin vermindert werden kann [91]. Die Haftfähigkeit der E.coli wird durch P-Fimbrien mitbestimmt, so daß eine Entzündung schon bei geringer Keimzahl eintreten kann [6].

Bakterienbesiedelung

Die *Bakteriellenbesiedelung* der periurethralen Region ist im Säuglingsalter am höchsten und nimmt bei Jungen frühzeitig und bei Mädchen nach dem 5. Lebensjahr deutlich ab [7]. Mädchen mit rezidivierenden HWE haben eine pathologisch starke bakterielle Besiedelung, was mit der Häufigkeit der HWE korrespondiert [8]. Eine antimikrobielle Therapie verändert die periurethrale Keimflora sehr unterschiedlich [52], wobei die Selektion von Keimen im Stuhl eine entscheidende Rolle spielt [11].

Abwehr

Über die Abwehrmechanismen des Wirts gegen aszendierende bakterielle Infektionen ist nur wenig Gesichertes bekannt. *Im Urin* können während einer akuten Pyelonephritis *Antikörper* nachgewiesen werden, vor allem aus der Klasse der IgG und des sekretorischen IgA [39, 88]. Die Keime werden im oberen Hohlraumsystem mit Antikörpern besetzt („coated") und sollen dadurch inaktiviert werden [93]. Auch im Blut erscheinen bei der Pyelonephritis spezifische antibakterielle Antikörper [38]. Ob allerdings die im Serum mit der passiven Hämagglutinationstechnik nachgewiesenen Titer gegen bakterielle Antigene einen protektiven Effekt haben, ist noch unsicher. Antikörper im Urin können auch gegen Bakterien-Pili gerichtet sein und die Adhärenz der Bakterien auf dem Uroepithel vermindern [31].

Die *Eigenschaft der Schleimhautzellen, Bakterien haften zu lassen,* kann ebenfalls eine große Rolle bei der Anfälligkeit zum HWI spielen. Es konnte bei Kindern [43] wie bei erwachsenen Frauen [79] gezeigt werden, daß eine hohe Adhäsivität der Zellen mit der Rezidivneigung positiv korreliert. Die Adhäsivität persistiert auch nach Abklingen eines HWI, kann aber durch antimikrobielle Behandlung vermindert werden.

Harnstau

Der *wichtigste Faktor* in der Pathogenese einer HWI ist allerdings noch immer die *Urinstase.* Es ist seit langem bekannt, daß sich Bakterien im Urin hervorragend und rapid vermehren können, so daß jede Harnretention die Gefahr einer bakteriellen Überwucherung beinhaltet. Tierexperimentelle Studien zur Prophylaxe einer HWI haben gezeigt, daß allein ein ständiges Aufrechterhalten einer hohen Diurese das Angehen einer HWI signifikant vermindern kann [51]. Dagegen führen alle funktionellen oder anatomischen Obstruktionen in den ableitenden Harnwegen zum erhöhten Risiko einer HWI.

3.3 Diagnostik der Harnwegsinfektionen

3.3.1 Uringewinnung

Die Diagnose der HWI und HWE erfolgt durch den Nachweis der infizierenden Bakterien im Urin, die Zeichen der Schleimhautentzündung, d.h. der Leukozyturie, und anderer Infektionssymptome. Zur Diagnostik wird in der Regel ein *Mittelstrahlurin* verwandt, der *sofort untersucht* werden muß. Bei Jungen reicht ein Spontanurin vielfach zur Keimidentifizierung aus [56]. Bei Säuglingen und Kleinkindern ist ein sog. *Beutelurin* nach vorheriger Reinigung des äußeren Genitale fast ebenso aussagefähig wie ein Mittelstrahlurin. Eine *Blasenkatheterisierung* oder eine *Blasenpunktion* sind nur in den seltensten Fällen zur Diagnostik erforderlich und sollten *nicht* routinemäßig durchgeführt werden. Sie sind nur indiziert, wenn mindestens 3 Voruntersuchungen unklare Ergebnisse erbracht hatten, der Urin anderweitig nicht gewonnen werden kann oder lokale Veränderungen (Paraphimose, schwere Windeldermatitis) eine bakterielle Verunreinigung von vornherein implizieren. Eine *Reinigung mit Leitungswasser* ist in den meisten Fällen ausreichend, die Verwendung von Desinfektionslösungen bringt immer die Gefahr der Kontamination des Urins, wodurch die Keimzählung unzuverlässig wird.

3.3.2 Bakteriologische Diagnose

Semiquantitativ auf Objektträger

Die bakteriologische Diagnose erfolgt über sofort angelegte Kulturen auf vorgefertigten, mit Nährboden beschichteten Objektträgern (Uricult, Merkognost-Bakteriurie, Ingur-Test-Uribrett-K-L) in zwei Schritten:

1. Quantitativer Nachweis der Bakterien,
2. Identifizierung der Keime und ihrer antibakteriellen Empfindlichkeit.

Der erste Schritt wird vom Arzt in der Praxis oder Klinik durchgeführt. Die semiquantitative Bestimmung der Keimzahlen ist ein ausreichend genaues Maß zur Beurteilung der Frage, ob eine Infektion oder eine Kontamination vorliegt. Sie kann allerdings erst nach 24 h beantwortet werden. Es gelten dabei folgende Richtzahlen:

- Keimzahlen $< 1000/\text{ml} = $ Verunreinigung,
- Keimzahlen $1000 - < 10000/\text{ml} = $ verdächtig,
- Keimzahlen $\geqslant 10000/\text{ml} = $ signifikant.

Bei signifikanten Keimzahlen wird der bewachsene Objektträger an das Mikrobiologische Institut eingesandt, wo

Teststreifen

Keime

die Artdiagnostik der Bakterien und ihre Antibiotikaresistenz bestimmt werden. ***Bei Vorliegen von zwei oder mehr Keimarten besteht*** immer der ***Verdacht einer sekundären Verunreinigung***, so daß erneute Kontrollen vorzunehmen sind. Dies gilt insbesondere bei isolierter Bakteriurie. Schnellere Verfahren zur raschen Diagnostik einer signifikanten Bakteriurie sind Teststreifen (Nitur-Test, Rapignost-Nitrit) und Phasenkontrastmikroskopie des Nativurins. Der auf der Nitritmethode nach Grieß beruhende Teststreifen ist nur bei positivem Ausfall zu bewerten. Die Keimzählung mit dem Phasenkontrastmikroskop im unzentrifugierten Nativurin ergibt in der Hand Geübter eine ebenso gute Auswertung wie die Agar-Objektträger-Methode [73] und hat den Vorteil der sofortigen Aussage [70]. Das Spektrum der Erreger bei HWI hat sich im letzten Jahrzehnt nicht wesentlich geändert. Bei Erstinfektionen sind Keime der E.-coli-Gruppe dominierend, bei Rezidiven nehmen sog. Problemkeime deutlich zu (Tabelle 3.1). Ein Überwiegen besonderer O-Serogruppen der E.-coli-Keime konnte bei Erstuntersuchung nicht festgestellt werden [83]. Während bei Mädchen die infizierenden Keime fast ausschließlich Darmkeime darstellen, ist bei Jungen jenseits des Säuglingsalters der Präputialsack häufig Ursprung der aszendierenden Keime [30].

Tabelle 3.1. Erregerspektrum bei Harnwegsinfektionen von Kindern mit erstem Schub (=Gruppe A) und mit rezidivierenden Infektionen (=Gruppe B). (Nach [83])

Erreger	Gruppe A n=113 [%]	Gruppe B n=59 [%]
E. coli	83,2	76,7
Klebsiella sp.	1,8	5,8
Enterobacter sp.	0,9	1,0
Proteus sp.	9,7	6,3
Pseudomonas aeruginosa	0	2,9
Enterokokken	4,4	6,8
Staphylococcus albus	0	0,5

3.3.3 Leukozyturie

Leukozyten

Die Leukozyturie ist der zweite Baustein in der Diagnostik der HWE. Die Bestimmung der Leukozyten erfolgt im frischen unzentrifugierten Urin mit der Kammerzählung, bei der folgende Richtzahlen gelten:

- Leukozyten < 20/µl = normal,
- Leukozyten 20-50/µl = verdächtig,
- Leukozyten > 50/µl = pathologisch.

Bei über 3 Jahre alten Jungen müssen strengere Kriterien (<5, 5-10, >10) angesetzt werden. Die Bestimmung der Leukozyturie mit *Teststreifen* (Zytur-Test, 15-min-Ablesung!) ist mit gewisser *Fehlerbreite* behaftet – insbesondere bei hohem Bereich – und gibt falsch-negative Ergebnisse bei Vorhandensein von Vitamin C und Albumin im Urin [2]. Eine verbesserte Teststreifenmethode [als Kombinationsteststreifen (Combur-Test, Nephur-Test)] benötigt nur 1-2 min Ablesezeit [68].

Erythrozyten

Eine Erythrozyturie schließt eine HWE nicht aus. Die Zählung der Erythrozyten erfolgt ebenfalls in der Kammer, Werte über 10 Ery/µl sind pathologisch. Etwa 20% der HWE gehen mit erhöhter Erythrozytenausscheidung einher, bei Jungen häufiger als bei Mädchen [3].

3.3.4 Höhendiagnostik bei Harnwegsentzündung

Pyelonephritis

Die Differentialdiagnose zwischen Zystitis (= untere HWE) und Pyelitis mit Pyelonephritis (= obere HWE) ist *im Einzelfall schwierig*. Man verwendet dazu die allgemeinen klinischen Symptome (Fieber, Flankenschmerz, Bauchschmerz, Dysurie, Pollakisurie, Enuresis), entzündliche Reaktion im Blut (BKS, Leukozytose, CRP, Antikörperbildung gegen infizierende Bakterien), Nierenfunktionsteste, sonographische Befunde und Lokalisation des Ursprungs der infizierenden Bakterien (Nachweis von antikörperbesetzten Bakterien, Blasenauswaschtest). Nach Untersuchungen verschiedener Gruppen [40, 71, 96] sprechen im Kindesalter hohes Fieber ($\geq 39\,°C$), positives C-reaktives Protein ($\geq 25\,\mu g/ml$), beschleunigte Blutkörperchensenkung (≥ 35 mm in der 1. Stunde), positiver Hämagglutinations-Test (0-Agglutinintiter $\geq 1:256$) sowie eine verminderte maximale Urinkonzentrierung ($\leq$ 815 mosmol/kg KG H_2O) für das Vorliegen einer Pyelonephritis. Beim Fehlen dieser Zeichen und Vorherrschen lokaler Beschwerden, wie Strangurie, Pollakisurie und Enuresis, handelt es sich eher um eine Zystitis. Ein Nierenfunktionstest wie die maximale Harnkonzentrierung sollte allerdings nicht routinemäßig bei der akuten Harnwegsentzündung durchgeführt werden, weil gerade eine gute Diurese ein unterstützendes Prinzip in der Therapie darstellt [51].

Sonographie

Der verminderte Glukosegehalt im Urin und die Phenolrotprobe sind unzuverlässig und obsolete Teste. Die Sonographie vermag im akuten Stadium die Schwellung des Parenchyms und die Weitstellung der Nierenbeckenkelchsysteme und der ableitenden Harnwege als Ausdruck der Pyelonephritis nachzuweisen (s. Kap. 2).

Daneben wurden eine Reihe anderer *Teste zur Differentialdiagnose* entwickelt. Die erhöhte Ausscheidung von LDH-Isoenzym [14, 58] weist auf eine Nierenbeteiligung hin. Der

AK-besetzte Bakterien

Nachweis der antikörperbesetzten Bakterien („antibody coated bacteria") ist in seiner Aussagefähigkeit umstritten. Die ursprünglichen Untersuchungen gingen von der Hypothese aus, daß die Bakterien, die aus dem Nierenparenchym stammen, durch die Abwehrmechanismen des Organismus durch IgG-haltige Antikörper besetzt sind. Durch ein immunfluoreszenzmikroskopisches Verfahren kann man den Prozentsatz der antikörperbesetzten Bakterien im infizierten Urin nachweisen. Als positiv wurden unterschiedliche Kriterien angegeben. Nach Thomas et al. [93] ist der Test positiv, wenn 20-25% aller Bakterien antikörperbesetzt sind. In einer Literaturzusammenstellung von Thomas u. Forland [92] hatten 8 verschiedene Untersuchungsgruppen eine Empfindlichkeit dieses Testes (positiver Ausfall bei nachgewiesener renaler Bakteriurie) von 88% (72-100%) ergeben, und eine Spezifität (negativer Ausfall bei Blasenbakteriurie) von 76% (50-100%). Im frühen Säuglingsalter bleibt der Test häufig negativ, und auch bei älteren Kindern war der Test nur in weniger als der Hälfte der Kinder mit klinischem Verdacht auf eine obere HWE positiv [69]. Bei isolierter Bakteriurie bleibt er in der Regel negativ, während bei Rezidiven von HWE antikörperbesetzte Bakterien häufiger gefunden werden. Insgesamt spricht der signifikante Nachweis von antikörperbesetzten Bakterien für eine Infektion des Nierengewebes oder für invasive Blasen- und/oder Prostatainfektion. Die endgültige Stellung des Testes ist jedoch noch unklar, da auch negative Ergebnisse berichtet wurden [34, 96].

Blasen-auswaschtest

Der Blasenauswaschtest wurde ursprünglich von Fairley et al. [22, 23] beschrieben, kann aber nicht routinemäßig bei Kindern vorgenommen werden. Er besteht darin, daß man nach einer Blasenkatheterisierung die Blase mit antibiotikahaltigen Lösungen ausspült und wieder komplett entleert. Anschließend wird in den folgenden Urinproben über 1 h lang der Bakteriengehalt bestimmt [32, 46]. Das abrupte Ansteigen der Bakterienzahl nach sorgfältigem Ausspülen der Harnblase spricht für eine obere HWE.

Klinische Symptome

In der Praxis wird man sich auf die letztgenannten lokalisatorischen Verfahren nicht stützen können. Diese könnten zwar für die Wahl des Chemotherapeutikums und für die Länge der Behandlung wichtige Hinweise geben, sind aber im Einzelfall zu aufwendig und für die Patienten zu belastend. Man muß sich daher *von der Klinik der Infektion leiten lassen*, wobei hohe Temperatur, Schmerzen in den Nierenlagern, positives CRP, erhöhte Blutkörperchensenkung und, wenn möglich, der sonographische Befund die wichtigsten Kriterien sind, um eine obere von einer unteren Harnwegsentzündung zu differenzieren. Dies ist im Einzelfall häufig nicht möglich [33].

3.4 Klinik der Harnwegsentzündungen

Häufigkeit

In der Symptomatik und im Verlauf der HWE hat sich während der letzten 30 Jahre nichts geändert. Das *Säuglingsalter ist am häufigsten betroffen*. Etwa ⅓ aller Ersterkrankungen im Kindesalter treten im 1. Lebensjahr auf [99]. Das Geschlechtsverhältnis ist in den ersten Lebensmonaten umgedreht, d.h. es erkranken *mehr männliche als weibliche Säuglinge* (2,5-5:1). Dies erlaubt Rückschlüsse auf die Ätiopathogenese der HWE in diesem Alter. *Ab 6. Lebensmonat* findet man das deutliche *Überwiegen des weiblichen Geschlechts* (4:1 bis 10:1) [1]. Bei Neugeborenen kann in 1,4‰ eine HWI diagnostiziert werden [4]. Im 1. Lebensjahr machen etwa *1% aller Säuglinge eine HWI* durch. *5% aller Mädchen* erleiden *bis zum Alter von 15 Jahren* eine HWI, während dies nur bei knapp *1% aller Jungen* gefunden wird [97]. Die Inzidenz der Bakteriurie nimmt mit zunehmendem Lebensalter ab [17]. Eine saisonale Häufung findet man in größeren Statistiken nicht [99]. Es besteht also keine statistisch gesicherte Abhängigkeit von Badesaison oder von Wintermonaten. Jedoch kann Badewasser durchaus die Quelle der Infektion darstellen [62, 76].

Klinik   Die klinischen Symptome sind beim ersten HWE am ausgeprägtesten [97]. Im Säuglingsalter herrschen allgemeine **Entzündungszeichen** wie Fieber, Sepsis, Erbrechen, Gewichtsverlust und **mangelhaftes Gedeihen** vor. **Später** treten die lokalen, **organbezogenen Symptome** in den Vordergrund: Pollakisurie, Enuresis, Strangurie, Bauchschmerzen [70]. Jenseits des Säuglingsalters sind die Jungen häufiger durch „atypische" Bakterien, vor allem Proteuskeime, makroskopische Hämaturie und Fehlen von Fieber ausgezeichnet [3, 30].

Rezidive   Rezidive der Harnwegsentzündungen verlaufen vielfach asymptomatisch [15]. Etwa **40% aller Mädchen** bekommen Rezidive. Diese treten statistisch gesehen am häufigsten kurz nach Absetzen einer erfolgreichen Behandlung oder durchgemachten Infektion auf [48, 83]. Rezidive sind **zumeist Reinfektionen,** wie der Erregerwechsel beweist (80–91% nach Sietzen et al. [83]). Persistieren der gleichen Erreger nach Absetzen einer Antibiotikatherapie ist nur selten. Bei Jungen ohne anatomische oder neurologische Anomalien im ableitenden Harnwegssystem sind Rezidive selten [30].

3.5 Differentialdiagnose und weiterführende Diagnostik

Abflußstörungen   Harnwegsinfektionen können **ohne erkennbare Obstruktio-**
Narben   **nen** oder **prädisponierende** Faktoren auftreten und werden dann „**primär"** genannt (Tabelle 3.2). Die Diagnose „primär" ist jedoch immer eine Ausschlußdiagnose und kann erst dann gestellt werden, wenn anatomische oder funktionelle Obstruktionen, Blasenentleerungsstörungen oder anderweitige prädisponierende Faktoren ausgeschlossen sind. Ein Teil der HWE entsteht, weil Nieren und/oder ableitende Harnwege durch anatomische oder funktionelle **Anomalien** so verändert sind, **daß** dadurch eine **Keimaszension und -vermehrung begünstigt** wird. Diese Veränderungen gehen in der Regel mit Obstruktion und Stase des Urin-

Tabelle 3.2. Pathogenetische Einteilung der Harnwegsinfektion (HWI)

1. HWI ohne erkennbare Ursachen
 (= primäre HWI)
2. HWI bei gestörtem Harnabfluß
 (= obstruktive HWI)
 Mißbildungen der ableitenden Harnwege
 Vesiko-uretero-renaler Reflux
 Innervationsstörung der Blase („neurogene" Blase)
 Urolithiasis, Fremdkörper oder Kompression von außen
3. HWI bei prädisponierenden Faktoren
 (= Begleit-HWI)
 Renale Dysplasie
 Hypokaliämie
 Hyperkalziurie
 Diabetes mellitus
 Hyperurikurie
 Schwangerschaft
 Analgetika-Abusus
 Andere Intoxikationen

flusses einher. HWE führen aber auch sekundär zur Schädigung der Niere, vor allem zur Ausbildung sog. Nierennarben (Scars). Diese können klein und umschrieben sein – meist am oberen Pol –, aber auch bis zur kompletten pyelonephritischen Schrumpfniere reichen. Ziel der weiterführenden Diagnostik ist es, diese Anomalien frühzeitig zu erkennen, um evtl. mögliche chirurgische oder konservative Therapiemaßnahmen einleiten zu können.

Weitere Diagnostik
Als **weiterführende Diagnostiken** kommen in Betracht: Sonographie, radiologische Untersuchung mit Miktionszystourethrographie (MCU) und intravenöser Pyelographie (IVP), Nierenszintigraphie, Nierenfunktionsuntersuchungen, Zystoskopie, Blasenmanometrie und Computertomographie.

Das Ausmaß des diagnostischen Aufwands muß in einem angemessenen Verhältnis zu den zu erwartenden pathologischen Resultaten stehen, d. h. wird durch die Risiko-Nutzen-Relation bestimmt. Ein wichtiger Faktor ist dabei die statistische Häufigkeit von Fehlbildungen. Angaben darüber sind aus der Literatur in Tabelle 3.3 zusammengestellt. Bei den radiologischen Anomalien handelt es sich um ganz unterschiedlich schwere Veränderungen, die von minimalen Befunden bis hin zu schweren operativ zu korrigierenden Störungen reichen. Dazu gehören Nierenzy-

Tabelle 3.3. Pathologische Befunde im i.v. Pyelogramm und Miktionszystourethrogramm bei Kindern mit HWE

Autoren	Anzahl	Geschlecht	Anomalie (davon Doppelbildungen) [%]	Reflux [%]	Nierennarben [%]
Winberg et al. 1974	174	m	15,3 (5)	25,5	13
	243	w	14,1 (12)	45,5	4,5
Saxena et al. 1975	29	m	33	39	
	64	w	15	33	
Smellie 1980	179	m	} 22,8 (5,9)	29,6 }	} 11,2
	565	w		34,2 }	

Tabelle 3.4. Weiterführende Diagnostik bei Harnwegsinfektionen

Methode	Indikation
Ultraschall	1. HWI in jedem Alter
Röntgen (Miktionszystourethrogramm, i.v. Pyelogramm)	Pathol. oder verdächtiger Ultraschallbefund HWI mit pers. Hämaturie, Problemkeimen, Therapieresistenz, Sepsis, mehrfachen Rezidiven Miktionsstörungen, Resturin, Enuresis diurna (>5 Jahre) Meningomyelozele Palpabler Nierentumor Genital- und andere Mißbildungen Familiäre Anomalien der abl. Harnwege u.a.m.
Nuklearmedizin Nierenzintigramm Isotopennephrogramm	Abflußstörungen und Reflux Einseitige Prozesse Verlaufskontrolle
Urologie (Zystoskopie Blasenmanometrie Uroflowmetrie)	Präoperativ Neurogene Blase Enuresis diurna

sten, Dystopien, Doppelbildungen, Hydronephrose, Ureteranomalien, Abgangs- und Einmündungsstenosen, Divertikel, Megaureter, Megazystitis, Ureterozelen, Urethralklappen u.a. mehr. *Indikationen zu einem chirurgischen Vorgehen* als Konsequenz der radiologischen Diagnose erga-

Sonographie
MCU-Röntgen
Szintigraphie

ben sich *bei Kindern mit HWI in 4%* [82], *5%* [47] *und 10,3%* [84].
Durch die Entwicklung der abdominellen Sonographie hat sich die Indikationsstellung zur röntgenologischen Diagnostik verschoben. Während man früher wegen der hohen Inzidenz von HWI bei Mädchen und im Säuglingsalter erst beim 2. Rezidiv die Indikation zu einer Röntgenuntersuchung erfüllt sah, kann man sie jetzt gezielter stellen. Die *Methoden der weiterführenden Diagnostik* und *ihre Indikationen bei Harnwegsinfektionen* sind in Tabelle 3.4 zusammengestellt. Danach sollte jede erste HWI (asymptomatische und symptomatische HWI, isolierte Bakteriurie) mit der abdominellen Sonographie untersucht werden. Wird dies durch einen erfahrenen Untersucher vorgenommen und können keine pathologischen Veränderungen an Nieren und ableitenden Harnwegen und Blase, einschließlich eines Resturins, entdeckt werden, so ist ein IVP zunächst nicht erforderlich [81]. Da die Sonographie die Urethra, den Miktionsvorgang und einen vesikoureteralen Reflux allerdings schlecht oder gar nicht beurteilen kann, ist bei rezidivierender Infektion als erstes das MCU indiziert. Radiologische Untersuchungen sind ferner bei pathologischen oder verdächtigen Ultraschallbefunden indiziert, bei Harnwegsentzündungen mit persistierender Hämaturie, Problemkeimen, Therapieresistenz, Sepsis oder bei mehrfachen Rezidiven. Weitere Indikationen finden sich in Tabelle 3.4. Die nuklearmedizinische Untersuchung schließt das Nierenszintigramm und das Isotopennephrogramm ein. Diese sind vor allem bei Verdacht auf Abflußstörungen oder vesikoureteralem Reflux indiziert, bei einseitigen Prozessen und zur Verlaufskontrolle. Urologische Untersuchungen stehen am Ende der weiterführenden Diagnostik und sind nur in ausgewählten Fällen indiziert. Zu die-

Tabelle 3.5. Untersuchungen zum Ausschluß prädisponierender Faktoren bei rezidivierender HWI

Blut	Kreatinin, Harnstoff, K, Ca, Harnsäure, pH und Bikarbonat
Urin	Ca, Harnsäure, Zystin, Protein, Glucose, Oxalsäure
Nierenfunktion	24-h-Kreatininclearance max. Harnkonzentrierung

Nieren-funktionstest

sen gehört die präoperative Kontrolle bei vesikoureteralem Reflux, die neurogene Blase und Enuresis diurna. Neben den obstruktiven Fehlbildungen müssen andere prädisponierende Faktoren ausgeschlossen werden (Tabelle 3.5). Dazu genügt meist die einmalige Untersuchung des 24-h-Urins mit einer Blutentnahme. Als Nierenfunktionstest ist eine 24-h-Kreatininclearance und die Prüfung der maximalen Harnkonzentrierung ausreichend.

3.6 Behandlung der Harnwegsinfektionen

Therapie

Die Behandlung der HWI hat das Ziel, die infizierenden Keime so schnell wie möglich zu eliminieren, um eine weitere Aszension und ein Übergreifen auf das Nierengewebe und die Blutbahn zu verhindern und die akuten Symptome zu beseitigen. Bei symptomatischer und asymptomatischer HWE ist deswegen *in jedem Fall eine antimikrobielle Behandlung* indiziert. Bei der isolierten Bakteriurie kann jedoch eine abwartende Haltung (s. unten) gerechtfertigt sein. Die medikamentöse Behandlung soll durch allgemeine Maßnahmen unterstützt werden.

Die Behandlung (Tabelle 3.6) erfolgt pragmatisch, wobei man von der statistischen Häufigkeit der Erreger und ihrer

Tabelle 3.6. Behandlung der akuten Harnwegsentzündung und des Rezidivs

1. *Antimikrobiell*
   Beginn: ohne Abwarten des bakteriologischen Befunds („blind")
   Mittel der Wahl:
   Cotrimoxazol (Eusaprim, Bactrim u. a.)
      4 mg TMP/kg KG/Tag in 2 Einzeldosen (ab 3. Lebensmonat)
   Nitrofurantoin (Furadantin, Ituran u. a.)
      5 mg/kg KG/Tag in 2-3 Einzeldosen
   Amoxicillin (Amoxypen, Clamoxyl u. a.)
      50 mg/kg KG/Tag in 3 Einzeldosen
   Dauer: 8 Tage
   Harnkontrollen: 3 Tage nach Beginn und Ende der Therapie, anschließend im Abstand von 1, 2 und 4 Wochen, 2-3 Monaten

2. *Allgemein*
   Bettruhe nur bei hohem Fieber
   Reichliche Flüssigkeitszufuhr
   Häufige und vollständige Blasenentleerung, evtl. Doppelmiktion
   Regelmäßige Stuhlentleerung
   Vermeidung möglicher Infektionsquellen (z. B. Schwimmbad)

antimikrobiellen Empfindlichkeit („Trefferquote") ausgeht. *Beim ersten HWE* und unkomplizierten Rezidiv sind *meistens E.-coli-Keime* die auslösenden Erreger, die in einem hohen Prozentsatz gegenüber den Chemotherapeutika der ersten Wahl empfindlich sind. *Daher* kann der Beginn der antimikrobiellen *Behandlung „blind"* erfolgen, d.h. bevor der Befund der Urinkultur und des Antibiogramms vorliegt. Nachdem der mikroskopische Urinbefund also eine HWE gesichert hat, beginnt man bereits mit der antimikrobiellen Therapie, ohne das Ergebnis der Urinkultur abzuwarten. Eine wirksame antimikrobielle Therapie führt innerhalb von 2 Tagen zu einer überzeugenden Besserung (Abklingen der klinischen Symptome, Abfall der Leukozyturie), so daß *am 3. Behandlungstag* die *Urinuntersuchung wiederholt* werden soll. Hat die Leukozyturie entscheidend abgenommen, ist die Behandlung offensichtlich wirkungsvoll gewesen, und die weitere Behandlung wird mit dem gleichen Mittel fortgesetzt. Ist keine entscheidende Besserung eingetreten, so ist das Mittel offensichtlich wirkungslos. Jetzt sollten die Ergebnisse der Keimisolierung und Resistenzprobe vorliegen, so daß nunmehr gezielt das in vitro wirksame Chemotherapeutikum eingesetzt werden kann. Die Mittel der ersten Wahl und ihre Dosierungen sind in Tabelle 3.6 angegeben. Bei Zeichen einer oberen HWE wird man eher zu Medikamenten greifen, die einen Gewebsspiegel (z.B. Cotrimoxazol, Amoxicillin) erzeugen, während untere HWE ausreichend mit sog. Hohlraumdesinfizienzien (Nitrofurantoin) zu behandeln sind. Bei Problemkeimen und Klinikinfektionen erfolgt die Behandlung nach dem Antibiogramm (s. Zusammenstellung Olbing [66]).

Dauer
Die Dauer der Behandlung ist noch umstritten. Sie sollte dem Risiko des Patienten angepaßt sein [49]. Während früher eine längere Behandlungsdauer als nötig angesehen wurde, schlägt heute die Mehrzahl der Autoren eine Behandlung von *6-10 Tagen* vor [66, 72, 98]. Auch eine *3tägige antimikrobielle Behandlung* wird als ausreichend angesehen [45, 57], und wenige Autoren diskutieren sogar eine einmalige hochdosierte Antibiotikatherapie bei Nachweis einer unteren HWE [19, 24, 44, 75, 80].

Da im Einzelfall jedoch nicht genau bestimmt werden kann, ob es sich um eine Entzündung der unteren Harnwege handelt, oder ob eine Pyelitis oder eine Pyelonephritis vorliegt, sollte in jedem Fall eine ausreichend lange Therapie vorgenommen werden, die *bei 8 Tagen* liegt. Ist das Medikament wirkungsvoll, sollten in dieser Zeit alle erreichbaren Keime eliminiert sein, so daß das Chemotherapeutikum abgesetzt werden kann. Eine *Kontrolle* des Urinbefunds ist *3 Tage nach dem Absetzen* indiziert, um festzustellen, ob die akute Behandlung erfolgreich gewesen ist. *Weitere Kontrollen* sind im Abstand von *1 Woche, 2 Wochen, 4 Wochen* und *2-3 Monaten* vorzunehmen, da das Risiko des Rückfalls kurz nach Absetzen der Therapie am höchsten ist [50]. Rezidive der HWE werden im gleichen Sinne behandelt.

Rezidivprophylaxe

Treten Rezidive gehäuft auf (2- bis 3mal pro Jahr oder mehr) oder bestehen obstruktive oder anderweitige prädisponierende Faktoren, so ist eine *medikamentöse Rezidivprophylaxe* zu erwägen (Tabelle 3.7). Diese verhindert in hohem Maße die erneuten Reinfektionen, stellt allerdings keinen kurativen Effekt dar, da nach dem Absetzen der kontinuierlichen Prophylaxe die Rezidive wieder gleich häufig auftreten können [85, 86]. Zur Rezidivprophylaxe sind *nur niedrige Dosen* der Medikamente erforderlich, oft reicht es, wenn das Medikament nur einmal abends eingenommen wird. Mißerfolge der Dauerprophylaxe sind häufig durch „Noncompliance" zu erklären [16]. Auch die Rezidivprophylaxe soll durch allgemeine Maßnahmen (s. Tabelle 3.6) unterstützt werden. Bei primärer HWE ohne Hinweise auf Obstruktion wird man *nach 6 Monaten* einen *Auslaßversuch* der prophylaktischen Behandlung machen. Dabei ist es wichtig, daß Harnkontrollen ähnlich häufig wie nach einem akuten HWI vorgenommen werden, um ein Rezidiv frühzeitig zu erkennen. Treten erneut Rezidive

Rezidivprophylaxe bei Reflux

auf, sollte erwogen werden, ob die Prophylaxe für weitere 6-12 Monate sinnvoll ist. Beim Vorliegen eines vesikoure-

Tabelle 3.7. Reinfektionsprophylaxe bei chronisch rezidivierenden Harnwegsentzündungen

Nitrofurantoin	2-3 mg/kg KG/Tag
Cotrimoxazol	½ der therapeutischen Dosis
Nalidixinsäure	30 mg/kg KG/Tag (ab 2. Lebensjahr)
Dauer	6-12 Monate, bei obstruktiver HWE auch länger

teralen Refluxes muß die medikamentöse *Rezidivprophylaxe mitunter über Jahre* fortgesetzt werden, bis die Gefährdung der Nieren durch den Reflux vermindert ist [5, 21, 37]. Nebenwirkungen der Medikamente sind selten und beziehen sich vorwiegend auf allergische Reaktionen und gastrointestinale Unverträglichkeiten [29, 35, 65, 75]. Das normale Wachstum der Kinder wird durch die Dauerprophylaxe nicht beeinflußt [87].

Bakteriurie

Die isolierte Bakteriurie (d. h. mehrfach nachgewiesene signifikante Keimzahl mit Monokultur ohne signifikante Leukozyturie oder andere Symptome) stellt eine **Besiedelung des Uroepithels mit wenig pathogenen Keimen** dar, die keine entzündliche Reaktion auslösen. Während man früher überzeugt war, daß diese in jedem Falle antibiotisch zu behandeln ist, neigt man heute eher zu einer abwartenden und *observierenden Haltung*. Es wird diskutiert, daß es sich dabei um eine gewisse Art von Symbiose handeln könnte, die man durch eine antibiotische Behandlung eher stört, wodurch der Weg zu einer neuen Infektion mit virulenteren Keimen vorbereitet werden kann [20, 41]. Nachuntersuchungen bei Mädchen mit „asymptomatic bacteriuria" oder „covert bacteriuria" (wobei nicht zwischen „isolierter Bakteriurie" und „asymptomatischer HWE" unterschieden ist) haben ergeben:

1. daß unbehandelt eine spontane Heilungsrate eintritt,
2. eine erfolgreiche kurzfristige antimikrobielle Behandlung nicht verhindert, daß hinterher erneut Rezidive mit anderen Keimen auftreten können,
3. daß Nierenfunktion und Nierenwachstum durch Behandlung oder Nichtbehandlung nicht nachweisbar unterschiedlich beeinflußt werden, wobei Narben, die im 1. Lebensjahr entstanden waren, prominenter werden können [13, 17, 53, 64, 67, 77, 95].

Aufgrund dieser Studien kann man heute auf eine antimikrobielle Behandlung oder Dauerprophylaxe bei isolierter Bakteriurie von Kindern ohne anatomische oder funktionielle Anomalien verzichten, ohne daß man befürchten muß, daß sich dadurch Nachteile für die Patienten bzw. eine höhere Morbiditätsrate ergeben.

3.7 Prognose der Harnwegsentzündungen

Die langfristige Prognose der Harnwegsinfektionen wurde während der letzten 40 Jahre sehr unterschiedlich beurteilt. In der älteren Literatur herrscht die Meinung vor, daß schon das erste Rezidiv einer HWE der Beginn einer chronischen Pyelonephritis sei, die zu chronischer Morbidität und terminaler Niereninsuffizienz führe [9, 55, 59, 90]. Diese Meinung wurde vor allem aus der hohen Inzidenz von Pyelonephritiden im Sektionsgut [12, 36] und aus den Statistiken über die Ursachen terminaler Niereninsuffizienz bei Dialyse- und Transplantationspatienten [18] abgeleitet.

Chronische HWI

In der Zwischenzeit muß diese Vorstellung aber revidiert werden [26, 60]. Sie hatte ihre Wurzeln in der unbewiesenen Annahme, daß „chronische Pyelonephritiden" mit den „chronisch rezidivierenden bakteriellen Harnwegsinfektionen" identisch seien. Dies ist sicher nicht der Fall [25]. Zur differenzierteren Beurteilung muß erstens zwischen primären, nichtobstruktiven HWI und sekundären obstruktiven HWI unterschieden werden [89]. Nimmt man die obstruktiven (anatomisch, funktionell, neurogen) oder anderweitig sekundären HWI aus der Betrachtung heraus, so zeigen langfristige Nachuntersuchungen, *daß primäre HWI, selbst wenn sie chronisch rezidivierend verlaufen, nicht zu Niereninsuffizienz oder Bluthochdruck führen* [27]. Zwar haben sie ein erhöhtes Risiko für Rezidive und damit eine höhere Morbiditätsrate, insbesondere in der Schwangerschaft, aber *„chronische Pyelonephritiden" entstehen in der Regel nicht.* Auch bei den mehr als 100 Kindern mit terminaler Niereninsuffizienz, die in der Medizinischen Hochschule Hannover nierentransplantiert wurden, befindet sich kein Kind, bei dem die Ursache der Niereninsuffizienz eine primäre HWI gewesen war [10].

Chronische Pyelonephritis

Zweitens haben die im Sektionsgut gefundenen sog. „chronischen Pyelonephritiden" eine *vielfältige Ätiologie,* bei der die aszendierende bakterielle HWI nur eine untergeordnete Rolle spielt [63]. Zu den Ursachen der „chronischen Pyelonephritis" gehören nämlich kongenitale und hereditäre Prozesse (Nephronophthise, Alport-Syndrom, Nagel-Patella-Syndrom u.a.m.), Medikamentenabusus oder -nebenwirkungen (Phenacetin, Penicillin, Antirheumatika u.a.m.), Stoffwechselstörungen (Harnsäure, Diabetes mellitus, Nephrokalzinose), Vaskulopathien, Hypertension

u. a. m. Die Diagnose „Pyelonephritis" ist also radiologisch oder *pathologisch-anatomisch definiert*. Sie darf daher nicht synonym mit der klinisch zu stellenden Diagnose einer Harnwegsentzündung benutzt werden. Der Pathologe sollte eher von „interstitieller Nephritis" und der Radiologe von „Nierenschrumpfung mit Kelchdeformierungen" sprechen.

Aszendierende Pyelonephritis

Diese Aussagen verneinen jedoch nicht die Möglichkeit, daß bakterielle Harnwegsentzündungen zu einer aszendierenden Pyelonephritis führen können. Besonders *gefährdet* dafür ist das *Säuglingsalter*, in dem die meisten sog. Nierennarben aufgrund von eitrigen Infektionen in Kombination mit einem vesikoureteralen Reflux entstehen. Diese Narben werden häufig erst im späteren Lebensalter sichtbar. Das Auftreten neuer Narben jenseits des Säuglingsalters ist sehr selten.

Aufgrund der heutigen Sicht können also folgende Aussagen über die Prognose der HWI gemacht werden:

1. Primäre, nichtobstruktive HWI haben in der Regel eine *gute Langzeitprognose* und führen nicht zur chronischen Niereninsuffizienz. Sie tragen jedoch wegen ihrer hohen Rezidivneigung erheblich zur Morbidität bei und bedürfen einer ständigen Überwachung.

2. Obstruktive HWI im weitesten Sinne haben eine erheblich *ernstere Langzeitprognose*, die vom Ausmaß der Obstruktion und den primären Veränderungen des Nierengewebes abhängig ist. Sie sollten so frühzeitig wie möglich erkannt werden, um die obstruktiven oder anderen prädisponierenden Faktoren zu beseitigen. Dadurch kann die Langzeitprognose erheblich gebessert werden.

3. Im frühen Säuglingsalter führen *Harnwegsentzündungen* in Kombination *mit einem vesikoureteralen Reflux* leicht zu umschriebenen *Narbenbildungen in der Niere,* die später zu ein/oder doppelseitigen Nierenprozessen mit Blutdruckerhöhungen führen können. Daher sollten gerade im Säuglingsalter Diagnose und Therapie rasch und fachgerecht erfolgen.

Literatur

1. Bahna SL (1980) Initialbefunde und Verlauf – Vergleich von Jungen und Mädchen mit Harnwegsinfektionen. In: Olbing H (Hrsg) Rezidivierende nicht-obstruktive Harnwegsinfektionen bei Kindern. Springer, Berlin Heidelberg New York, S 3–9
2. Banauch D (1979) Leukozyten-Nachweis im Urin mit einem Teststreifen. Dtsch Med Wochenschr 104: 1236
3. Bergström T (1972) Sex differences in childhood urinary tract infection. Arch Dis Child 47: 227
4. Bergström T, Larsson H, Lincoln K, Winberg J (1972) Studies of urinary tract infections in infancy and childhood. XII. Eighty consecutive patients with neonatal infection. J Pediatr 80: 858
5. Birmingham Reflux Study Group (1983) Prospective trial of operative versus non operative treatment of severe vesicoureteric reflux, two years observation in 96 children. Br Med J 287: 171
6. Bollgren I, Engström CF, Hammarlind M, Källenius G, Ringertz H, Svenson SB (1984) Low urinary counts of P-fimbriated Escherichia coli in presumed acute pyelonephritis. Arch Dis Child 59: 102
7. Bollgren I, Winberg J (1976) The periurethral aerobic bacterial flora in healthy boys and girls. Acta Paediatr Scand 65: 74
8. Bollgren I, Winberg J (1976) The periurethral aerobic flora in girls highly susceptible to urinary infections. Acta Paediatr Scand 65: 81
9. Breunung M (1971) Die Prognose der Harnwegsinfektion beim Kind. Pädiat Prax 10: 385
10. Brodehl J, Pichlmayr R, Offner G (1984) Nierentransplantationen bei Kindern: 14 Jahre Erfahrung in Hannover. Kinderarzt 15: 1553
11. Brumfitt W, Faiers MC, Reeves DS, Datta N (1971) Antibiotic-resistant Escherichia coli causing urinary-tract infection in general practice: Relation to faecal flora. Lancet I: 315
12. Butler AM, Lanman TH (1937) Examination of child with chronic pyelonephritis. N Engl J Med 217: 725
13. Cardiff-Oxford Bacteriuria Study Group (1978) Sequelae of covert bacteriuria in schoolgirls. A four-year follow-up study. Lancet I: 890
14. Carvajal HF, Passey RB, Berger M, Travis LB, Lorenz WB (1975) Urinary lactic dehydrogenase isoenzyme 5 in the differential diagnosis of kidney and bladder infections. Kidney Int 8: 176
15. Daschner F (1976) Bewertung von diagnostischen Parametern chronisch rezidivierender Harnwegsinfektionen bei Kindern. Dtsch Med Wochenschr 101: 102
16. Daschner F, Marget W (1975) Treatment of recurrent urinary tract infection in children. II. Compliance of parents and children with antibiotic therapy regimen. Acta Paediatr Scand 64: 105
17. Dodge, WF, West EF, Travis LB (1974) Bacteriuria in school children. Am J Dis Child 127: 364
18. Dubach UC (1968) Mortalitätsentwicklung für Nierenleiden in der Schweiz 1947–1966. Schweiz Med Wochenschr 98: 1542
19. Dubi J, Chappuis P, Dariola R (1982) Traitement de l'infection urinaire par une dose unique de co-trimoxazole comparée à une dose unique d'amoxycilline et à un placebo. Schweiz Med Wochenschr 112: 90

20. Editorial (1978) Covert bacteriuria – peril or partnership. Br Med J I: 1649
21. Edwards D, Normand ICS, Prescod N, Smellie JM (1977) Disappearance of vesicoureteric reflux during long-term prophylaxis of urinary tract infection in children. Br Med J II: 285
22. Fairley KF, Bond AG, Brown RG, Habsersberger P (1967) Simple test to determine the site of urinary tract infection. Lancet II: 427
23. Fairley KF, Grounds AD, Carson NE, Laird EC, Gutch RC, McCallum PHG, Leihton P, Sleeman RL, O'Keefe CM (1971) Site of infection in acute urinary tract infection in general practice. Lancet II: 615
24. Fang LST, Tolkoff-Rubin NE, Rubin RH (1978) Single-dose and conventional amoxicillin therapy of urinary infection. N Engl J Med 298: 413
25. Freedman LR (1967) Chronic pyelonephritis at autopsy. Ann Intern Med 66: 697
26. Freeman RB (1973) Does bacteriuria lead to renal failure? Clin Nephrol 1: 61
27. Gillenwater JY, Harrison RB, Kunin CM (1979) Natural history of bacteriuria in schoolgirls. N Engl J Med 301: 396
28. Ginsburg CM, McCracken GH (1982) Urinary tract infections in young infants. Pediatrics 69: 409
29. Gleckman R, Alvarez S, Joubert DW, Matthews SJ (1979) Drug therapy views: Nalidixic acid. Am J Hosp Pharm 36: 1071
30. Hallett RJ, Pead L, Maskell R (1976) Urinary infection in boys. Lancet II: 1107
31. Hansen LA, Ahlstedt S, Fasth A, Jodal U, Kaiser B, Larsson P, Lindberg U, Olling S, Sohl-Akerlund A, Svanborg-Edén C (1977) Antigens of Escherichia coli, human immune response, and the pathogenesis of urinary tract infections. J Infect Dis 136: 144
32. Hellerstein S, Duggan E, Welchert E, Grossman H, Sharma P (1981) Localization of the site of urinary tract infections with the bladder washout test. J Pediatr 98: 201
33. Hellerstein S, Duggan E, Welchert E, Mansour F (1982) Serum C-reactive protein and the site of urinary tract infections. J Pediatr 100: 21
34. Hellerstein S, Kennedy E, Nussbaum L, Rice K (1978) Localization of the site of urinary tract infections by means of antibody-coated bacteria in the urinary sediments. J Pediatr 92: 188
35. Holmberg L, Boman G, Böttiger LE, Eriksson B, Spross R, Wessling A (1980) Adverse reactions to nitrofurantion. Am J Med 69: 733
36. Hood B, Falkheden T, Carlsson M (1967) Trends and present pattern of mortality in chronic uremia. Acta Med Scand 181: 561
37. Internationale Reflux-Studie (1981) Vergleich von medikamentöser und chirurgischer Behandlung beim primären vesiko-uretero-renalen Reflux. Monatsschr Kinderheilkd 129: 316
38. Jodal U (1975) The immune response to urinary tract infections in childhood. I. Serological diagnosis of primary symptomatic infection in girls by indirect hemagglutination. Acta Paediatr Scand 64: 96
39. Jodal U, Ahlstedt S, Carlsson B, Hanson LA, Lindberg U, Sohl A (1974) Local antibodies in childhood urinary tract infection: A preliminary study. Int Arch Allergy Appl Immunol 47: 537
40. Jodal U, Lindberg U, Lincoln K (1975) Level diagnosis of symptomatic urinary tract infections in childhood. Acta Paediatr Scand 64: 201

41. Jodal U, Lindberg U, Mårild S, Wettergren B (1981) Betreuung von Kindern mit asymptomatischer Bakteriurie. Monatsschr Kinderheilkd 129: 332
42. Kaiser B, Hanson LA, Jodal U, Lindin-Janson G, Robbins JB (1977) Frequency of E.coli K antigens in urinary tract infections in childhood. Lancet I: 663
43. Källenius G, Winberg J (1978) Bacterial adherence to periurethal epithelial cells in girls prone to urinary-tract infections. Lancet II: 540
44. Källenius G, Winberg J (1979) Urinary tract infections treated with single of short-acting sulphonamide. Br Med J I: 1175
45. Khana A, Kumar K, Evand HE (1981) Three day antimicrobial therapy of urinary tract infections. J Pediatr 99: 992
46. Köllermann MW, Scherf H, Busch R (1980) Lokalisationsdiagnostische Untersuchungen bei Patientinnen mit nicht-obstruktiven, rezidivierenden Harnwegsinfekten – Ergebnisse und Perspektiven. In: Olbing H (Hrsg) Rezidivierende nicht-obstruktive Harnwegsinfektionen bei Kindern. Springer, Berlin Heidelberg New York, S 79–92
47. Kunin CM (1968) Emergence of bacteriuria, proteinuria and symptomatic urinary tract infections among a population of school girls followed for 7 years. Pediatrics 41: 968
48. Kunin CM (1970) The natural history of recurrent bacteriuria in schoolgirls. N Engl J Med 282: 1443
49. Kunin CM (1981) Duration of treatment of urinary tract infections. Am J Med 71: 849
50. Kunin CM, Southall I, Paquin AJ (1960) Epidemiology of urinary tract infections. A pilot study of 3057 school-children. N Engl J Med 263: 817
51. Levison S, Kaye D (1972) Influence of water diuresis on antimicrobial treatment of enterococcal pyelonephritis. J Clin Invest 51: 2408
52. Lincoln K, Lidin-Janson G, Winberg J (1972) Faecal and periurethral flora after oral administration of sulphonamids, nitrofurantoin and nalidix acid. Acta Paediatr Scand 61: 643
53. Lindberg U, Claesson H, Hanson LA, Jodal U (1978) Asymptomatic bacteriuria in schoolgirls, VIII. Clinical course during a 3-year followup. J Pediatr 92: 194
54. Lindberg U, Hanson LA, Jodal U, Lidin Janson G, Lincoln K, Olling S (1975) Asymptomatic bacteriuria in schoolgirls. II. Differences in Escherichia coli causing asymptomatic and symptomatic bacteriuria. Acta Paediatr Scand 64: 432
55. Linneweh F (1957) Zur Klinik der Harnwegsinfektion. I. Wesen und Bedeutung der Harnwegsinfektion. Dtsch Med Wochenschr 82: 369
56. Lipsky BA, Inui TS, Plorde JJ, Berger RE (1984) Is the cleancatch midstream void procedure necessary for obtaining urine culture specimens from men? Am J Med 76: 257
57. Lohr JA, Hayden GF, Kesler RW, Gleason GH, Wood JB, Ford RF, Perriello VA, Benjamin JT, Dickens MD (1981) Three-day therapy of lower urinary tract infections with nitrofurantoin macrocrystals: a randomized clinical study. J Pediatr 99: 980
58. Lorentz WB, Resnick MI (1979) Comparison of urinary lactic dehydrogenase with antibody-coated bacteria in the urine sediment as means of localizing the site of urinary tract infections. Pediatrics 64: 672

59. Macaulay D, Sutton RNP (1957) The prognosis of urinary infections in childhood. Lancet II: 1318
60. MacGregor M (1970) Pyelonephritis lenta. Consideration of childhood urinary infection as the forerunner of renal insufficiency in later life. Arch Dis Child 45: 159
61. Medical Research Council Bacteriuria Committee (1979) Recommended terminology of urinary tract infection. Br Med J II: 717
62. Michie AJ (1959) Pediatric urology. Sumary of a Round Table. Pediatrics 24: 1118
63. Murray T, Goldberg M (1975) Chronic interstitial nephritis: Etiologic factors. Ann Intern Med 82: 453
64. Newcastle Covert Bacteriuria Research Group (1981) Covert bacteriuria in schoolgirls in Newcastle upon Tyne: a 5-year follow-up. Arch Dis Child 56: 585
65. Nurdbring F (1979) Review of side-effects of aminopenicillins. Infection 7 [Suppl 5]: 503
66. Olbing H (1980) Wirksamkeit antibiotischer Behandlung und Prophylaxe bei Kindern mit nicht-obstruktiver Harnwegsinfektion. In: Olbing H (Hrsg) Rezidivierende nicht-obstruktive Harnwegsinfektionen bei Kindern. Springer, Berlin Heidelberg New York, S 95-109
67. Olling S, Verrier Jones K, Mackenzie R, Verrier Jones ER, Hanson LA, Asscher AW (1981) A four-year follow-up of school-girls with untreated covert bacteriuria: bacteriological aspects. Clin Nephrol 16: 169
68. Poppe WA (1982) für „Eine kooperative Studie an acht Zentren". Zeitverkürzte Erfassung von Urin-Leukozyten mit einem neuen Leukozyten-Teststreifen. Dtsch Med Wochenschr 107: 853
69. Pylkkänen J (1978) Antibody-coated bacteria in the urine of infants and children with their first two urinary tract infections. Acta Paediatr Scand 67: 275
70. Pylkkänen J, Vilska J, Koskimies O (1979) Diagnostic value of symptoms and clean-voided urine specimen in childhood urinary tract infection. Acta Paediatr Scand 68: 341
71. Pylkkänen J, Vilska J, Koskimies O (1981) The value of level diagnosis of childhood urinary tract infection in predicting renal injury. Acta Paediatr Scand 70: 879
72. Rapkin RH (1977) Urinary tract infection in childhood. Pediatrics 60: 508
73. Robins DG, White RHD, Rogers KB, Osman MS (1975) Urine microscopy as an aid to detection of bacteriuria. Lancet I: 476
74. Rubin RH, Fang LST, Jones SR, Munford RS, Siepack JM, Varga PA, Onheiber L, Hall CL, Tolkoff-Rubin NE (1980) Single-Dose amoxicillin therapy for urinary tract infection. JAMA 244: 561
75. Rubin RH, Swartz N (1980) Trimethoprim - sulfamethoxazole. N Engl J Med 303: 426
76. Salmen P, Dwyer DM, Vorse H, Kruse W (1983) Whirlpool-associated Pseudomonas aeruginosa urinary tract infections. JAMA 250: 2025
77. Savage DCL, Howie G, Adler K, Wilson MT (1975) Controlled trial of therapy in covert bacteriuria of childhood. Lancet I: 358
78. Saxena SR, Laurance BM, Shaw DG (1975) The justification for early radiological investigations of urinary tract infection in children. Lancet II: 403

79. Schaeffer AJ, Jones JM, Dunn JK (1981) Association of invitro Escherichia coli adherence to vaginal and buccal epithelial cells with susceptibility of women to recurrent urinary-tract infections. N Engl J Med 304: 1062
80. Shapiro ED, Wald ER (1981) Single-dose amoxicillin treatment of urinary tract infections. J Pediatr 99: 989
81. Sherwood T, Whitaker RH (1984) Initial screening of children with urinary tract infections: is plain film radiography and ultrasonography enough? Br Med J 288: 827
82. Siegel SR, Sokoloff B, Siegel B (1973) Asymptomatic and symptomatic urinary tract infection in infancy. Am J Dis Child 125: 45
83. Sietzen W, Kienitz M, Knothe H (1975) Langzeituntersuchungen bei Kindern mit Harnwegsinfektionen. I. Erregerspektrum, E.-coli- O-Serotypen, Rezidiv und Reinfektion. Dtsch Med Wochenschr 100: 2636
84. Smellie JM (1980) Vergleich von Kindern mit Harnwegsinfektionen mit und ohne vesiko-ureteralem Reflux. In: Olbing H (Hrsg) Rezidivierende nicht-obstruktive Harnwegsinfektionen bei Kindern. Springer, Berlin Heidelberg New York, S 21–31
85. Smellie JM (1981) Antibiotische Prophylaxe rezidivierender Harnwegsinfektionen bei Kindern. Monatsschr Kinderheilkd 129: 328
86. Smellie JM, Katz G, Grünberg RN (1978) Controlled trial of prophylactic treatment in childhood urinary-tract infection. Lancet I: 175
87. Smellie JM, Preece MA, Paton AM (1983) Normal somatic growth in children receiving low-dose prophylactic cotrimoxazole. Eur J Pediatr 140: 301
88. Sohl Akerlund A, Ahlstedt S, Hanson LA, Jodal U (1979) Antibody responses in urine and serum against Escherichia coli O antigen in childhood urinary tract infection. Acta Pathol Microbiol Scand [C] 87: 29
89. Spark H, Travis LB, Dodge WF, Daeschner CW, Hopps HC (1962) The prevalence of pyelonephritis in children at autopsy. Pediatrics 30: 737
90. Stansfeld JM (1954) Chronic pyelonephritis in children. Proc R Soc Med 47: 631
91. Svanborg-Edén C, Hanson LA, Jodal U, Lindberg U, Sohl Akerlund A (1976) Variable adherence to normal human urinary-tract epithelial cells of Escherichia coli strains associated with various forms of urinary-tract infection. Lancet II: 490
92. Thomas VL, Forland M (1982) Antibody-coated bacteria in urinary tract infections. Kidney Int 21: 1
93. Thomas VL, Forland M, Le Stourgeon D, Shelokov A (1978) Antibody-coated bacteria in persistent and recurrent urinary tract infection. Kidney Int 14: 607
94. Thomas V, Shelokov A, Forland M (1974) Antibody-coated bacteria in the urine and the site of urinary-tract infection. N Engl J Med 290: 588
95. Verrier Jones K, Asscher AW, Verrier Jones ER, Matthulie K, Leach K, Thomson GM (1982) Glomerular filtration rate in schoolgirls with covert bacteriuria. Br Med J 285: 1307
96. Wientzen RL, McCracken GH, Petruska ML, Swinson SG, Kaiser B (1979) Localization and therapy of urinary tract infections of childhood. Pediatrics 63: 467

97. Winberg J (1978) Harnwegsinfektionen. In: Bachmann KD, Ewerbeck H, Joppich G, Kleihauer E, Rossi E, Stalder GR (Hrsg) Pädiatrie in Praxis und Klinik, Bd I. Fischer/Thieme, Stuttgart, S 9.39-9.51
98. Winberg J (1978) Urinary tract infections in infants and children. In: Edelmann CM (ed) Pediatric kidney disease. Little, Brown, Boston, pp 1129-1144
99. Winberg J, Andersen HJ, Bergström T, Jacobsson B, Larson H, Lincoln K (1974) Epidemiology of symptomatic urinary tract infection in childhood. Acta Paediatr Scand [Suppl] 252: 1

4 Vesikoureteraler Reflux

H. Mildenberger

4.1 Definition

Man versteht unter einem vesikoureteralen Reflux einen durch eine Inkompetenz des vesikoureteralen Klappenmechanismus ermöglichten Rückfluß von Urin aus der Blase in die oberen Harnwege, entweder *schon in der Ruhephase* der Blase (*"Niederdruckreflux"*) oder *bei der Miktion* ("Miktions- oder *Hochdruckreflux*").

4.2 Gradeinteilung

Die zahlreichen Einteilungsprinzipien verschiedener Refluxgrade haben in der Vergangenheit die Beurteilung der Therapieergebnisse sehr erschwert. Neuerdings setzt sich eine *Internationale Refluxklassifikation* durch, die eine Kombination des von Heikel u. Parkkulainen [6] angegebenen Systems mit der vorwiegend in den USA gebräuchlichen Refluxgraduierung von Dwoskin u. Perlmutter [1] darstellt (Abb. 4.1):

Grad 1: Der Reflux erreicht den Ureter, nicht aber das Nierenbecken.

Grad 2: Der Reflux füllt Ureter, Nierenbecken und Kelchsystem, jedoch findet keine Dilatation dieser Strukturen statt.

Grad 3: Uretero-pelviner Reflux mit geringer oder mäßiger Dilatation von Ureter und/oder Nierenbecken; die Kelche können dilatiert, aber nicht verplumpt sein: der Fornixwinkel der Kelche ist ein spitzer.

Grad 4: Reflux mit deutlicher Dilatation von Ureter, Nierenbecken, Kelchhälsen und Kelchen; der Fornixwinkel ist nicht mehr ein spitzer, jedoch ist bei

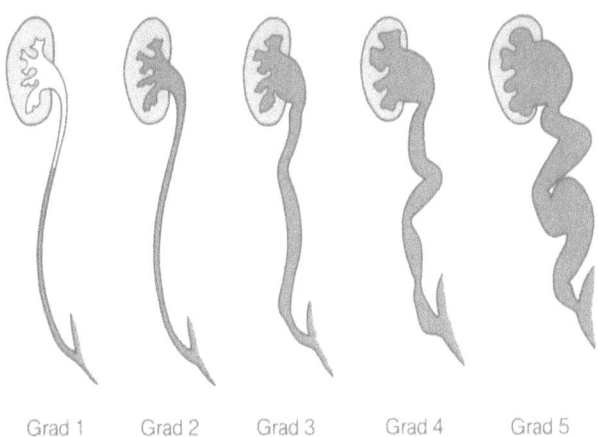

Abb. 4.1. Refluxgradeinteilung nach der *Internationalen Refluxklassifikation*

der Mehrzahl der Kelche die Papillenimpression erhalten.
Grad 5: Starke Dilatation und Schlangenform des Ureters, starke Dilatation von Nierenbecken und Kelchen; stumpfer Fornixwinkel, die Papillenimpression ist bei der Mehrzahl der Kelche nicht mehr erkennbar.

4.3 Ätiologie des vesikoureteralen Refluxes

Der Inkompetenz der vesikoureteralen Verbindung, die zum Reflux führt, liegt ein *anatomischer, angeborener Defekt* zugrunde. Normalerweise durchdringt der Ureter die Blasenwand im Hiatus uretericus in einem schrägen, von einer bindegewebigen Verschiebeschicht (Waldeyer-Scheide) gebildeten Kanal. Die schräge Ureterinsertion ergibt eine Art Ventil: steigt der Blaseninnendruck bei der Miktion an, so wird der intravesikale Ureterabschnitt gegen die Blasenhinterwand plattgedrückt, sein Lumen dadurch verschlossen und ein Reflux unterbleibt. Dadurch, daß die Uretermuskulatur kontinuierlich in die (oberflächliche) Trigonummuskulatur einstrahlt, ist der Ureter fest im Trigonum verankert. Bei der Miktion kontrahiert sich der Tri-

Ostium-insuffizienz

gonummuskel und zieht dadurch das Ostium blasenausgangswärts herunter, wodurch einerseits der intravesikale Ureterabschnitt verlängert und andererseits das Ostium auch aktiv verschlossen wird.

Die angeborene Ostiuminsuffizienz ist dadurch charakterisiert, daß *der intravesikale Ureterabschnitt zu kurz* und die muskuläre *Verbindung* des Ureters *mit dem Trigonum schwächlich* ausgebildet ist („Trigonumhypoplasie"). Im Extremfall fehlt der submuköse Ureterverlauf völlig, das Ostium ist dadurch weit nach lateral gerückt *(„Ektopia lateralis"),* das Trigonum erscheint bei beidseitiger Fehlanlage besonders groß („Megatrigonum-Syndrom"), das *Ostium klafft* („Golfloch-Ostium") (Abb. 4.2).

In vielen Fällen ist die anlagemäßige Störung aber weniger ausgeprägt: der Uretertunnel ist gerade eben noch lang genug, um einen Reflux zu verhüten. Tritt aber eine zusätzliche Noxe, z. B. eine Entzündung hinzu, so dekompensiert das System, und es tritt ein Reflux auf.

Dies sind die Fälle, die man früher als entzündlich bedingten („sekundären") Reflux angesehen hat, von denen heute aber angenommen wird, daß sie sich vom „primären" Reflux nicht qualitativ, sondern nur quantitativ unterscheiden.

Im Laufe der Kindheit kommt es vielfach zu einer *„Nachreifung" der ureterovesikalen Verbindung:* die Länge des intravesikalen Uretertunnels nimmt noch etwas zu, der musku-

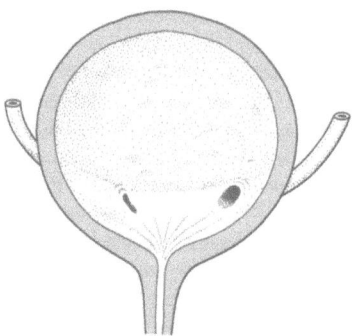

Abb. 4.2. Ureterfehleinmündung. *Links:* das intravesikale Uretersegment ist zu kurz um einen antirefluxiven Mechanismus aufzubauen. *Rechts:* normale Verhältnisse

läre Anteil verstärkt sich. Damit läßt sich erklären, daß viele Refluxe während der Kindheitsjahre rückläufig sind oder gänzlich verschwinden.

4.4 Reflux als pathogenetisches Prinzip

Reflux-
nephropathie

Auf die klinische Bedeutung des Refluxes wurde man aufmerksam, als Hodson u. Edwards [7] den Zusammenhang zwischen Reflux und röntgenologisch nachweisbaren *Nierenvernarbungen* aufdeckten. Beim Zustandekommen der destruierenden Refluxnephropathie spielen verschiedene Faktoren eine Rolle:

4.4.1 Alter des Patienten

Während der Wachstumsphase ist die Niere vulnerabler als das ausgewachsene Organ. Dies gilt insbesondere für die Niere des Säuglings. Zwei Beobachtungen werden dadurch erklärbar:

1. die Tatsache, daß die meisten Nierennarben bereits bei der frühesten röntgenologischen Untersuchung schon vorhanden sind, auch wenn diese Untersuchung schon im Säuglingsalter durchgeführt wird;
2. die Tatsache, daß Nierennarben bei Knaben fast so häufig gefunden werden wie bei Mädchen [18]: in der entscheidenden Phase der ersten Lebensmonate ist die Pyelonephritishäufigkeit bei beiden Geschlechtern etwa gleich, erst später überwiegen die Erkrankungen der Mädchen.

4.4.2 Schweregrad des Refluxes

Schwere Refluxe führen während der Säuglingszeit mit großer Regelmäßigkeit zu einer destruierenden Pyelonephritis, mittlere und leichte Refluxgrade dagegen nicht [14]. Je später in der Kindheit die erste röntgenologische Untersuchung stattfindet, desto häufiger sind auch bei mittleren und leichten Refluxgraden Nierennarben zu finden [15]. Diese zunächst überraschende Feststellung findet ihre Erklärung in der Tatsache, daß viele schwere Refluxgrade im Laufe der Kindheit entweder ganz verschwinden oder doch wenigstens zurückgehen auf leichtere Grade. Die *Kombination eines geringen Refluxes mit Nierennarben läßt* deshalb *darauf schließen, daß früher ein schwerer Reflux* wirksam war.

4.4.3 Bakterielle Infektion

Reflux und Infektion

Bis heute nicht sicher geklärt ist die Frage, ob ein Reflux allein, oder eine bakterielle Infektion allein eine destruierende Pyelonephritis hervorrufen kann, oder ob hierzu *beides zusammenkommen* muß [15]. Viele Beobachtungen sprechen aber dafür, daß das letztere anzunehmen ist. Bei durch eine Dauerchemoprophylaxe steril gehaltenem Urin treten trotz persistierendem Reflux neue Nierennarben kaum auf, dagegen kann eine nur das jeweilige manifeste Infektrezidiv behandelnde Therapie neue Nierennarben nicht so zuverlässig verhindern.

4.4.4 Intrarenaler Reflux

Im Tierexperiment [13] konnte gezeigt werden, daß ein intrarenaler („pyelorenaler" oder „pyelotubulärer") Reflux dann stattfindet, *wenn die Sammelrohrmündungen* auf der Nierenpapille mehrheitlich nicht schlitzförmig, sondern *rund und klaffend* sind. Die im Experiment gefundene meist fokale Lokalisation des intrarenalen Refluxes [8] mit korrespondierender Entwicklung von Parenchymnarben ist den in der Humanpathologie gemachten Beobachtungen so ähnlich, daß die Annahme eines gleichartigen pathogenetischen Prinzips naheliegt.
Die direkte röntgenologische Beobachtung eines intrarenalen Refluxes gelingt beim Kind nicht häufig, sie wurde bisher ausschließlich bei Kindern unter 6 Jahren gemacht.

4.4.5 Refluxdruck

Die Bedeutung, welche der im Nierenbeckenkelchsystem wirksame Refluxdruck für das Zustandekommen einer destruierenden Parenchymerkrankung hat, ist nicht klar.

Faßt man die Säuglingspyelonephritis als eine vorwiegend hämatogen entstandene Erkrankung auf (und ihre hohe Knabenwendigkeit spricht dafür), so ist dem Reflux nicht so sehr nur die Rolle des Bakterienvehikels als pathogenetisches Prinzip zuzuweisen. Vielmehr scheint den Vorstellungen des *„Wasserhammereffekts"* doch eine gewisse Realität zuzukommen, wobei seine Interaktion mit der Infektion nicht genau bekannt ist.

4.5 Verlauf der Refluxnephropathie

Prognose

Für die Planung einer optimalen Behandlung ist die Kenntnis des Verlaufs der Refluxkrankheit von Bedeutung. Wichtig sind insbesondere die folgenden Gesichtspunkte:

1. Die Quote einer *spontanen Ausheilung* des Refluxes bleibt während der Kindheitsjahre annähernd konstant, sie liegt mit Erreichen der Pubertät *bei 70-80% aller Refluxe* [3].
2. Schwere Refluxe (Grad 4 und 5) heilen seltener spontan als leichtere (Grad 1 bis 3). Die *Ausheilungsquote liegt bei vernarbten Nieren niedriger* als bei unversehrten.
3. Die Quote der *Infektrezidive* ist *unabhängig vom Vorhandensein oder Fehlen eines Refluxes.* Sie liegt bei (erfolgreich) operierten Kindern in der gleichen Größenordnung wie bei nichtoperierten. Jedoch ist möglicherweise die Zahl der *Parenchyminfektionen nach operativer Refluxbeseitigung geringer* als bei persistierendem Reflux [4].
4. Das *Risiko* eines *Infektrezidivs* beträgt *im ersten Jahr* nach der Erkrankung *30%*, sie wird mit jedem folgenden, rezidivfrei erlebten Jahr geringer [18].
5. Ein *Hypertonus* ist im Verlauf der Refluxnephropathie *bei 20% der Patienten* zu erwarten. Beim Vorhandensein von Parenchymnarben kann eine operative Beseitigung des Refluxes weder einen bestehenden Hochdruck heilen noch einen solchen für die Zukunft sicher vermeiden.

4.6 Therapie des Refluxes

Therapie

Wenngleich ein Konsens über die optimale Therapie des Refluxes bisher nicht in Sicht ist, lassen sich doch aus der Kenntnis der Pathogenese und des Verlaufs der Refluxnephropathie einige Schlüsse ziehen.

Als prognostisch besonders gravierend ist ein massiver Reflux *im Säuglingsalter* anzusehen. Die Behandlung ist in der akuten Phase der Erkrankung eine *gezielte Antibiotikagabe*, gefolgt von einer *Chemoprophylaxe* und *Langzeitüberwachung* (Hypertonie!). Eine *operative Beseitigung des massiven Refluxes* erscheint gerade in dieser jungen Altersgruppe *sinnvoll*. Andererseits scheuen viele Chirurgen die Operation dieser Kinder, weil die Komplikationsquote deutlich höher liegt als bei älteren Kindern.

Leichtere Refluxgrade, auch solche im Säuglingsalter, haben bei intaktem Nierenparenchym eine gute Prognose, sowohl bezüglich der Nephropathie, als auch bezüglich einer spontanen Heilung des Refluxes. Die Therapie besteht in der Infektbekämpfung, einer Chemoprophylaxe und einer Langzeitüberwachung. Eine *Operation* ist *nicht indiziert*.

Leichtere Refluxgrade *mit* nachgewiesenen Parenchymnarben bleiben bezüglich der Therapie umstritten. Wahrscheinlich bietet die konservative Behandlung gleiche Chancen wie die operative, so daß die Operationsindikation sehr zurückhaltend zu prüfen ist.

Die *Persistenz eines Refluxes in die Pubertät* hinein hat möglicherweise ungünstige Konsequenzen, z. B. während einer späteren Schwangerschaft. Die *Operationsindikation* ist in dieser Altersgruppe deshalb *großzügiger* zu stellen, zumal mit einem spontanen Sistieren des Refluxes nach der Pubertät nicht mehr zu rechnen ist.

4.6.1 Konservative Therapie

Konservative Therapie

Sie besteht in folgenden Punkten:

1. Anleitung der Kinder zu *reichlichem Trinken* und damit zu häufiger Blasenentleerung.
2. Anleitung zur *Doppelt- oder Dreifachmiktion*.
3. Langzeitchemoprophylaxe, bestehend in der täglich einmaligen Verabreichung eines Nitrofurantoinpräparats

(entsprechend 2 mg/kg KG) abends *zur Bettzeit*. Nur der Nachturin bleibt lange genug in der Blase, um eine Bakterienvermehrung zu ermöglichen!
Alternativ: ein Co-Trimoxazolpräparat (entspr. 1-2 mg/kg KG Trimethoprim).
Über die notwendige *Dauer der Chemoprophylaxe* besteht keine Einmütigkeit. Blieb ein Kind unter Chemoprophylaxe *1 Jahr* lang ohne Infektrezidiv, so ist ein Auslaßversuch wahrscheinlich gerechtfertigt.
4. *Langzeitüberwachung:* Diese erstreckt sich in bis zu 3monatigen Abständen bis zur Pubertät, wobei das besondere Augenmerk auf die kulturelle Harnuntersuchung und die Blutdruckkontrolle zu richten ist.

4.6.2 Operative Therapie

Operation

Mehrere Operationsverfahren stehen zur Verfügung, gebräuchlich sind vor allem die folgenden Methoden [2]:

1. das Verfahren nach *Leadbetter-Politano*,
2. das Verfahren nach *Lich-Grégoir*,
3. das Verfahren nach *Cohen*.

Die *Resultate* sind, wie auch die Versager- und Komplikationsraten, bei allen drei Verfahren *etwa gleich*. Zu rechnen ist:

a) mit Refluxrezidiven in bis zu 5% der Fälle,
b) mit prä- oder intravesikalen Ureterstenosen, ebenfalls in 2-5% der Fälle.

Seltene *Komplikationen* sind:

c) der versehentliche transintestinale Durchzug des Ureters beim Verfahren nach Leadbetter-Politano, meist quer durch das Lumen des Sigmas,
d) eine neurogene Blasenentleerungsstörung nach (beidseitiger) Grégoir-Operation.

Die Quote *postoperativer Infektrezidive* liegt in einer Größenordnung *um 30%*. Eine postoperative Chemoprophylaxe nach den gleichen Prinzipien wie bei der konservativen Behandlung für die Dauer von 1 Jahr erscheint deshalb sinnvoll.

4.7 Sonderformen des Refluxes

4.7.1 Reflux beim Ureter duplex

Doppelter Ureter

Viele der beim primären Reflux besprochenen Gesichtspunkte treffen auch für den Reflux beim Ureter duplex zu. Es ist hier *der das kaudale Pyelon drainierende Ureter*, dessen Ostium – im Blasentrigonum höher und weiter lateral gelegen als das Zwillingsostium des Oberpolureters – *inkompetent* ist und einen Reflux zuläßt. Stets ist deshalb das untere Segment der Doppelniere von der Pyelonephritis stärker betroffen als das obere.

In *einem* wichtigen Punkt differieren primäre Refluxe in Einzelureter vom Reflux in den Unterpolureter beim Ureter duplex: in der *Chance eines spontanen Sistierens*. Diese ist beim Ureter duplex *niedriger* anzusetzen als beim einfachen Ureter [5, 9]. Aus diesem Grunde ist auch die *Operationsindikation großzügiger* zu stellen als beim einfachen Reflux. In Frage kommen vorwiegend zwei Eingriffe:

1. die antirefluxive Neueinpflanzung beider Zwillingsureter mit gedoppeltem Ostium,
2. die (kaudale) Heminephro-Ureterektomie dann, wenn das betreffende Parenchym bereits deutlich geschädigt und in seiner Funktion erheblich eingeschränkt ist.

4.7.2 Reflux bei neurogener Blasenfunktionsstörung

Neurogene Blase mit Reflux

Noch vor kurzem galt die neurogene Blasenfunktionsstörung als Kontraindikation für eine antirefluxive Ureterneuimplantation. Grund dafür war die extrem hohe Versagerquote bei solchen Operationen, insbesondere hinsichtlich der Refluxrezidive. Als bessere Lösung wurde die *supravesikale Harnableitung*, meist in Form des Ileum-Conduit oder des antirefluxiven Kolon-Conduit angesehen. Die häufigen und schwerwiegenden Komplikationen, insbesondere des Ileum-Conduit (Stomastenose, Striktur der ureterointestinalen Anastomose, Steinbildung) und die enttäuschenden Langzeitergebnisse nach zunächst tadelloser Conduitfunktion zwingen heute zu einer sehr kritischen Einstellung gegenüber der supravesikalen Harnableitung, die wohl *nur noch in besonders gelagerten Fällen* eine

gute Indikation hat. Hinzu kommt, daß bei einer Reihe von Kindern mit neurogener Blasenstörung in oder nach der Pubertät mit einer wenigstens relativen Harnkontinenz gerechnet werden kann.
So ist es verständlich, daß im letzten Jahrzehnt nach besseren Lösungen des Problems gesucht wurde.
Bei Kindern im Vorschulalter hat sich die Durchführung einer *Vesikostomie* vielfach bewährt. Sie bewirkt eine gute Druckentlastung der Blase, wodurch Refluxe vorwiegend schwächeren Grades entweder spontan verschwinden oder doch wenigstens eine Progredienz vermieden und eine gute Protektion des Nierenparenchyms erreicht wird [16].
Bei Kindern ab etwa dem Schulalter ist die *intermittierende Katheterisierung* bei beiden Geschlechtern (beim Jungen nach Zirkumzision) eine inzwischen viel geübte Therapieform: die regelmäßige restharnfreie Entleerung der Blase läßt auch hier viele Refluxe spontan verschwinden [10, 12], jedoch wird das Problem der Harnkontinenz hierdurch nicht immer befriedigend gelöst. Vesikostomie und intermittierender Katheterismus sind dem *Auspressen der Blase* so eindeutig überlegen, daß letzteres *nicht mehr empfohlen* wird.
Bei schweren Graden des Refluxes mit Erweiterung der oberen Harnwege hat die *Refluxchirurgie auch bei neurogener Blasenentleerungsstörung* erneut an Bedeutung gewonnen [10]. Für einen Erfolg dieser Operationen ist es von Wichtigkeit, daß die intermittierende Katheterisierung konsequent weitergeführt wird. Selbstverständlich muß bei diesen Patienten eine Dauerchemoprophylaxe durchgeführt werden.

4.7.3 Ureteroureteraler Reflux beim Ureter bifidus

Ureter bifidus *Inkomplette Verdopplungen* des Ureters *zählen zu den häufigen Normvarianten* der ableitenden Harnwege (ca. 0,5% einer Normalpopulation). Die Anomalie bleibt vielfach ein Leben lang ohne klinische Relevanz; in einem (kleinen) Teil der Fälle führt sie aber zu erhöhter Morbidität. Die klinische Symptomatik konzentriert sich dann auf zwei Komplexe:

1. die Zeichen der akuten, häufiger chronisch *rekurrierenden Pyelonephritis*, und/oder

2. rezidivierende, kolikartige *Schmerzattacken*, oft kombiniert mit Mikro- oder sogar Makrohämaturie.

Ursache ist eine *Harntransportstörung* im bifiden Ureter, hervorgerufen durch eine Koordinationsstörung der Motilität beider Ureteräste [11]. *Pendelrefluxe* zwischen beiden Ästen, *Retroperistaltik* (Jo-Jo-Reflux) und andere pathologische Funktionsmuster sind zu beobachten. Die pathologische Funktion, und damit auch die klinische Symptomatik, ist um so ausgeprägter, je größer die hin- und herbewegten Harnvolumina sind, d. h. aber: je tiefer blasenwärts der Harnleiterkonfluens liegt und je deutlicher die beiden Ureteräste dilatiert sind. Hinzu kommt, daß der bifide Ureter um so häufiger mit einem vesikoureteralen Reflux kombiniert ist, je tiefer sein Konfluens liegt.

In der Mehrzahl der Fälle, bei geringer klinischer Symptomatik, ist die *Therapie* eine *konservative*. Die beschriebenen Ureter-Motilitätsstörungen führen aber im Zusammenhang mit rezidivierenden Infektionen häufiger als bisher angenommen zu irreversibler Nierenschädigung [17], so daß eine allzu restriktive Operationsindikation in der kindlichen Altersgruppe nicht am Platze ist.

Die hohe ureteropelvine Anastomose ist ein technisch nicht schwieriger Eingriff, der gute Erfolgschancen bietet.

Literatur

1. Dwoskin JY, Perlmutter AD (1973) Vesicoureteral reflux in children: a computerized review. J Urol 109: 888-890
2. Eckstein HB, Hohenfellner R, Williams DI (eds) (1977) Surgical pediatric urology. Thieme, Stuttgart
3. Edwards D, Normand JCS, Prescod N, Smellie JM (1977) Disappearance of vesicoureteric reflux during long-term prophylaxis of urinary tract infection in children Br Med J II: 285-288
4. Elo J, Tallgren LG, Alfthan O, Sarna S (1983) Character of urinary tract infections and pyelonephritic renal scarring after antireflux surgery. J Urol 129: 343-346
5. Fehrenbaker LG, Kelalis PP, Stickler GB (1972) Vesicoureteral reflux and ureteral duplication in children. J Urol 107: 862-864
6. Heikel PE, Parkkulainen KV (1966) Vesico-ureteric reflux in children. A classification and results of conservative treatment. Ann Radiol 9: 37-40
7. Hodson CJ, Edwards D (1960) Chronic pyelonephritis and vesicoureteric reflux. Clin Radiol 11: 219
8. Hodson J, Maling TMJ, McManamon PJ, Lewis MG (1975) Reflux nephropathy. Kidney Int 8 [Suppl]: 50-58

9. Kaplan WE, Nasrallah P, King LR (1978) Reflux in complete duplication in children. J Urol 120: 220-222
10. Kass EJ, Koff SA, Diokno AC (1981) Fate of vesicoureteral reflux in children with neuropathic bladders managed by intermittent catheterization. J Urol 125: 63-64
11. Lenaghan D (1962) Bifid ureters in children: an anatomical, physiological and clinical study. J Urol 87: 808-817
12. Perez-Marrero R, Dimmock W, Churchill BM, Hardy BE (1982)- Clean intermittent catheterization in myelomeningocele children less than 3 years old. J Urol 128: 779-781
13. Ransley PG, Risdon RA (1978) Reflux and renal scarring. Br J Radiol 51 [Suppl 14]: 1
14. Rolleston GL, Shannon FT, Utley WLF (1975) Follow-up of vesicoureteric reflux in the new-born. Kidney Int 8 [Suppl]: 59-64
15. Smellie J, Edwards D, Hunter N, Normand JCS, Prescod N (1975) Vesico-ureteric reflux and renal scarring. Kidney Int 8 [Suppl]: 65-72
16. Snyder HM, Kalichman MA, Charney E, Duckett JW (1983) Vesicostomy for neurogenic bladder with spina bifida: follow-up. J Urol 130: 724-726
17. Walz PH, Altwein JE (1978) Doppelmißbildungen des oberen Harntraktes: Komplikationen im Erwachsenenalter. Urologe A 17: 278-281
18. Winberg J, Andersen HJ, Bergström T, Jacobsson B, Larson H, Lincoln K (1974) Epidemiology of symptomatic urinary tract infection in childhood. Acta Paediat Scand [Suppl] 252: 1-20

5 Familiäre Hypophosphatämie mit Vitamin-D-resistenter Rachitis

H.-P. Krohn

Definition

Nach Einführung der Vitamin-D-Prophylaxe im Säuglingsalter ist die Rachitis in Deutschland eine seltene Erkrankung geworden. Klinisch auffällig werden heute besonders Patienten mit einer Form der Vitamin-D-resistenten Rachitis, von denen die familiäre Hypophosphatämie mit Vitamin-D-resistenter Rachitis (F.H.) am häufigsten vorkommt. Es handelt sich bei der F.H. um eine **erbliche Erkrankung des Phosphatstoffwechsels und der Vitamin-D-Hydroxylierung**. Sie ist klinisch gekennzeichnet durch die

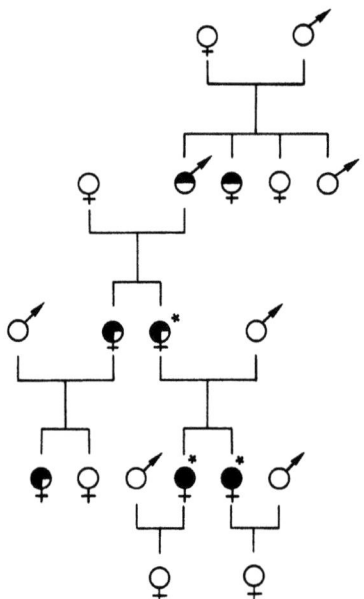

Abb. 5.1. x-chromosomal dominanter Erbgang der F.H. über 4 Generationen

schwere Rachitis mit Verbiegungen der unteren Extremitäten, die sich als resistent gegenüber physiologischen Dosen von Vitamin D$_3$ erweist, und den *kaum zu beeinflussenden Minderwuchs*. Biochemisch ist die Krankheit durch die *renale* und *intestinale Transportstörung für Phosphat* charakterisiert. Andere tubuläre Transportsysteme sind nicht betroffen. Vitamin D$_3$ wird nur unzureichend zu 1,25-Dihydroxy-Vitamin-D hydroxyliert. Der Erbgang der Erkrankung ist vorwiegend *x-chromosomal dominant* [24] (Abb. 5.1), allerdings werden auch sporadische Erkrankungen beschrieben.

Mit einer *Inzidenz von 1 : 20 000* [3] Kindern ist die familiäre Hypophosphatämie mit Vitamin-D-resistenter Rachitis die häufigste Form der Vitamin-D-resistenten Rachistisformen. Im Schrifttum wird sie synonym auch als Phosphatdiabetes [8], „x-linked hypophosphatemia" [9] oder Vitamin-D-resistente Rachitis [21, 22] bezeichnet.

Die Erkrankung wurde 1937 erstmals als klinische Entität von Albright [1] beschrieben. 1951 kennzeichneten Fanconi u. Girardet [8] den für die Erkrankung charakteristischen renalen Phosphatverlust und gaben deshalb dem Krankheitsbild den Namen *Phosphatdiabetes*. Seit dieser Zeit befassen sich zahlreiche Publikationen [9, 11, 21, 22] mit der Klinik, mit Untersuchungen zur Pathogenese und mit Berichten über therapeutische Effekte bei diesem Krankheitsbild. Bis zum heutigen Tage herrscht über die genaue *Ätiologie* und Pathogenese der familiären Hypophosphatämie *Unklarheit*.

5.1 Klinik

Symptome

Führende klinische Symptome der Erkrankung sind die *schweren rachitischen Veränderungen*, die *durch* die prophylaktische Behandlung im Säuglingsalter mit 500 oder 1000 E *Vitamin D$_3$ nicht beeinflußt* worden sind. Bei einem großen Teil der Patienten führt die Rachitis zu *Deformierungen des Skelettsystems*. Neben diesen Veränderungen fällt mit zunehmendem Alter der therapeutisch schwer zu beeinflussende *Minderwuchs* auf.

Die Möglichkeit einer pränatalen Diagnostik bei der F.H. existiert nicht. Die pränatale Entwicklung von Kindern mit F.H. ist ungestört. Körperlänge, Körpergewicht und Körperproportionen sind *bei Geburt normal*. Die pränatale Entwicklung bleibt unbeeinflußt von der Tatsache, ob die Mütter selbst hypophosphatämisch sind oder nicht [15]. Unklarheit herrscht heute noch darüber, ob bzw. in welcher Form hypophosphatämische Mütter während der Schwangerschaft und Stillzeit behandelt werden sollen. Gelegentlich können Skelettdeformitäten im Beckenbereich ein Geburtshindernis und damit den Grund für eine Schnittentbindung darstellen.

Beim Neugeborenen ist klinisch eine familiäre Hypophosphatämie nicht zu erkennen. *Erste klinische Hinweise* finden sich *ab der 6. Lebenswoche*, wobei der Zeitpunkt erster klinischer Symptome sehr unterschiedlich angegeben wird [17]. *Typische rachitische Symptome*, wie metaphysäre Verbreiterungen, Rosenkranz und Kraniotabes, werden insbesondere dann bereits im 1. Lebenshalbjahr entdeckt, wenn aufgrund der Familienanamnese gezielt danach gesucht wird. Die F.H. sollte deshalb heute nicht mehr als „Spätrachitis" erkannt werden, sondern Säuglinge mit belastender Anamnese sollten einem gezielten Untersuchungs- und Vorsorgeprogramm unterzogen werden.

Deformierungen an der unteren Extremität können bereits im 1. Lebensjahr beobachtet werden. Deutlich in Erscheinung treten sie spätestens dann, wenn die Beine in zunehmendem Maße eine statische Belastung übernehmen müssen, d. h. *im 2. und 3. Lebensjahr* (Abb. 5.2). Von den Deformierungen betroffen sind *in der Regel nur die unteren Extremitäten*. Es kommt in gleichem Ausmaß zu Verbiegungen von Ober- und Unterschenkeln. Die Verbiegungen erfolgen in sämtlichen Achsen. Das Ausmaß der knöchernen Veränderungen ist individuell sehr verschieden. Es besteht die Ansicht, daß hemizygot erkrankte männliche Patienten schwerere Veränderungen aufweisen als heterozygot erkrankte weibliche Patienten [9]. Im eigenen Krankengut können wir diese Ansicht allerdings nicht bestätigt finden. Zeitlich treten die *Verbiegungen besonders während eines Wachstumsschubes* auf. Nach abgeschlossenem Längenwachstum treten in der Regel keine neuen Deformierungen auf.

Minderwuchs

Neben der Rachitis mit den erheblichen Deformierungen der unteren Extremitäten findet sich als weiteres klinisches Symptom der Erkrankung der *dysproportionierte Minderwuchs* mit normaler Sitzlänge und *kurzer Länge der unteren*

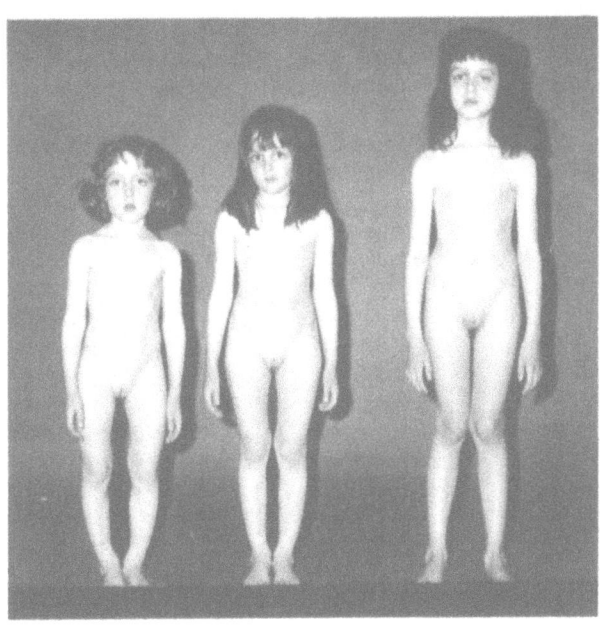

Abb. 5.2. Drei Geschwister mit F. H. und unterschiedlich ausgeprägten Deformierungen der unteren Extremitäten

Extremitäten. Obwohl Patienten mit F. H. bei Geburt eine normale Körperlänge aufweisen, sind die meisten Patienten, Mädchen wie Jungen, zum Zeitpunkt der klinischen Diagnosestellung minderwüchsig (Abb. 5.3). Nach neueren Untersuchungen [17] setzt die Wachstumsstörung *bereits im Säuglingsalter* ein. *Unbehandelt* erreichen *weibliche Patienten eine* durchschnittliche *Körpergröße von 153 cm, männliche eine von 162 cm* [15]. Auch hier bestehen erhebliche individuelle Unterschiede. Unbehandelt bleiben Patienten mit einer F. H. in der Regel aber dysproportioniert minderwüchsig.

Im Gegensatz zu den kalzipenischen Formen der Rachitis ist die F. H. in der Regel nicht durch klinische Zeichen der Hypokalzämie - wie allgemeine Muskelschwäche, Tetanie oder Zahnschmelzdefekte - gekennzeichnet [15].

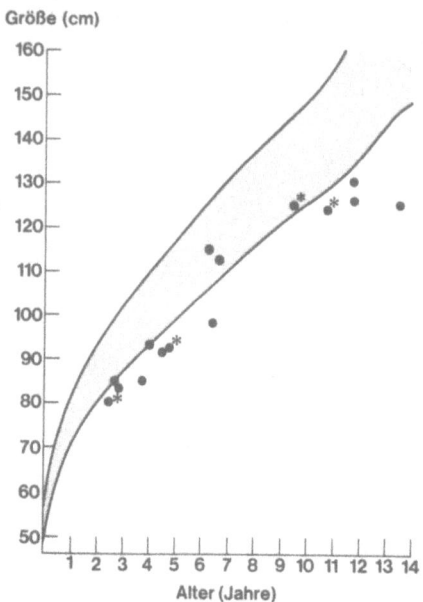

Abb. 5.3. Körpergröße bei Diagnosestellung bei 11 Mädchen und 4 Jungen (*) mit F. H. im Vergleich zur normalen Größenentwicklung für Mädchen nach Tanner

5.2 Biochemische Befunde

Bei Laboruntersuchungen zeichnet sich die F. H. durch die konstante *Hypophosphatämie* bei normalen Werten für Gesamtkalzium und ionisiertes Kalzium aus. Bei 15 Kindern mit F. H. fanden wir vor Therapiebeginn Phosphatkonzentrationen von $0,6 \pm 0,07$ mmol/l (Kontrollwert einer altersgleichen Patientengruppe: $1,45 \pm 0,17$ mmol/l). Auch bei ausgewachsenen Patienten mit F. H. findet sich noch eine ausgeprägte Hypophosphatämie ($0,62 \pm 0,13$ mmol/l), wobei auffällt, daß der altersabhängige Phosphatabfall bei diesen Patienten nicht zu bemerken ist. Die *alkalische Phosphatase* im Serum ist signifikant *erhöht*. Ein sekundärer Hyperparathyreoidismus besteht bei unbehandelten Patienten mit F. H. in der Regel nicht – im Gegensatz zu allen Formen der Vitamin-D-Mangelrachitis (Abb. 5.4).

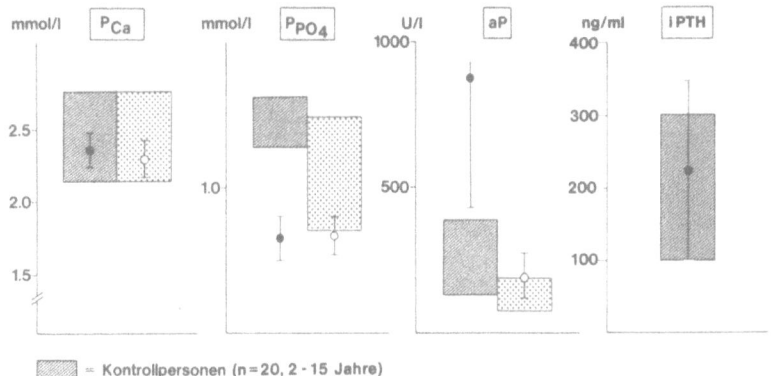

▨ = Kontrollpersonen (n=20, 2-15 Jahre)
▨ = Normalwerte für Erwachsene
● Kinder mit F.H. vor Behandlungsbeginn
○ Erwachsene mit F.H. ohne Therapie

Abb. 5.4. Laborbefunde bei unbehandelten Kindern und Erwachsenen mit F.H.

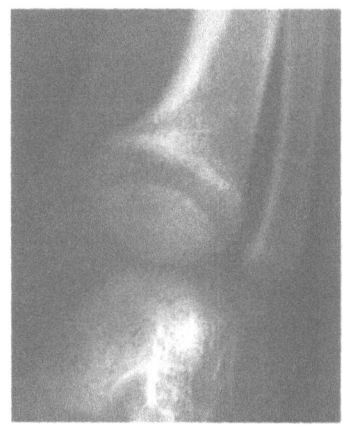

Abb. 5.5. Typische radiologische Veränderungen bei F.H. sind die aufgelockerte und verbreiterte metaphysäre Verkalkungszone mit becherförmiger Aufweitung bei allgemeinem Kalksalzmangel, insbesondere im Bereich der Knie- und Sprunggelenke

Die Messung der Vitamin-D-Metabolite zeigt bei unbehandelten Patienten mit F.H. Normalbefunde für das 25-Hydroxy-Vitamin D (33,9 ± 7,2; Normalbereich 38,8 ± 7,7 ng/ml) [7]. Die meisten Untersucher finden nur *niedrignormale bzw. erniedrigte Werte für* den aktiven Vitamin-D-Metaboliten *1,25-Dihydroxy-Vitamin D*: 30,3 ± 2,8 pg/ml (Normalwert 51,3 ± 1,2 pg/ml) [7].

5.3 Radiologische Befunde

Radiologisch zeichnet sich die F.H. als Rachitis aus. Typische Befunde sind die aufgeweiteten und unregelmäßig begrenzten Verkalkungszonen im Bereich der metaphysären Endplatte. Im Gegensatz zur Vitamin-D-Mangelrachitis werden die radiologischen Veränderungen besonders ausgeprägt im Bereich der Kniegelenke und weniger häufig an der Handwurzel gefunden. Daneben finden sich oft eine ausgesprochene Kalksalzarmut, Frakturen und Pseudofrakturen sowie Deformierungen (Abb. 5.5).

5.4 Knochenveränderungen

Die *Knochenhistologie* zeigt eindeutige Veränderungen im Sinne einer *Rachitis*. Sowohl am trabekulären wie auch am kortikalen Knochen findet sich eine deutliche Vermehrung des Osteoidvolumens. Die Osteoklastenzahl ist normal. Auffälligster Befund ist die deutlich *verminderte Knochenmineralisationsfront*. Im Bereich des intrakortikalen Knochens findet sich eine Verminderung der Knochenneubildung.

5.5 Funktionsuntersuchungen

Bilanzuntersuchungen, ebenso wie Transportstudien am Dünndarmgewebe haben bei Patienten mit F.H. eine *gestörte intestinale Resorption von Phosphat* nachweisen können [19, 21].

Diagnostik

Die *Ausscheidung von Phosphat* über die Nieren ist ebenfalls inadäquat *hoch*. In Nierenfunktionsuntersuchungen fanden wir bei 15 Patienten bei normaler GFR (126,1 ± 17,0 ml/min/1,73 m^2 KO) eine signifikant *eingeschränkte fraktionelle tubuläre Phosphatrückresorption* (TP/C-Inulin) in der Niere von 0,5 ± 0,13 µmol/ml gegenüber 1,34 ± 0,16 µmol/ml bei gleichaltrigen Kontrollpersonen [11].

Diese Störung der tubulären *Phosphatrückresorption läßt sich durch keine Maßnahme* - weder Kalziumbelastung noch Phosphatbelastung noch Behandlung mit Vitamin D_3 - *positiv beeinflussen*. Sie scheint durch Parathormon noch zusätzlich verstärkt zu werden. Beobachtungen der letzten Jahre lassen die Vermutung zu, daß auch durch Therapie mit Calcitriol keine direkte Beeinflussung der renal tubulären Phosphatrückresorption zu erreichen ist [7]. Die gestörte Phosphatrückresorption wird nicht immer durch eine erhöhte absolute Phosphatausscheidung gekennzeichnet. Bei abnehmender glomerulärer Phosphatbeladung können Phosphatausscheidung, Phosphatclearance und prozentuale tubuläre Phosphatrückresorption TRp trotz eindeutig eingeschränkter fraktioneller Phosphatrückresorption (Tp/C-Inulin) normal berechnet werden [15] (s. Abb. 5.6).

Die tubuläre *Phosphatrückresorption läßt sich* bei Patienten mit F. H. *durch keine Therapie steigern*. Die Hypophosphatämie ist demnach Ausdruck des anhaltenden renalen und intestinalen Phosphatverlustes. Andere renal tubuläre Frunaktionen sind in der Regel nicht gestört. Die tubuläre *Rückresorption der freien Aminosäuren* ist im Gegensatz zu

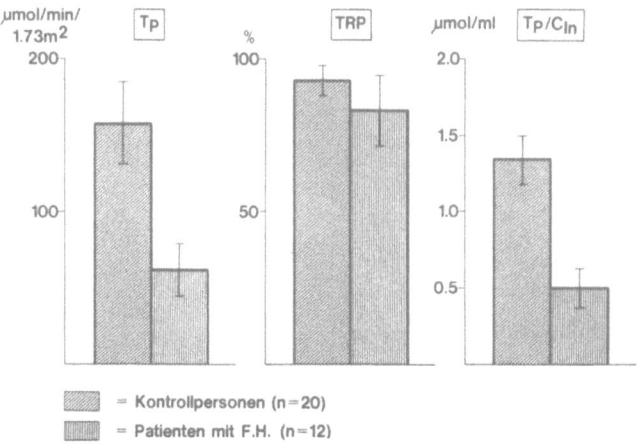

Abb. 5.6. Die Phosphatrückresorption in der Niere ist signifikant vermindert. Diese Störung kommt am besten in der Berechnung der fraktionellen tubulären Phosphatrückresorption (TP/C-Inulin) zum Ausdruck

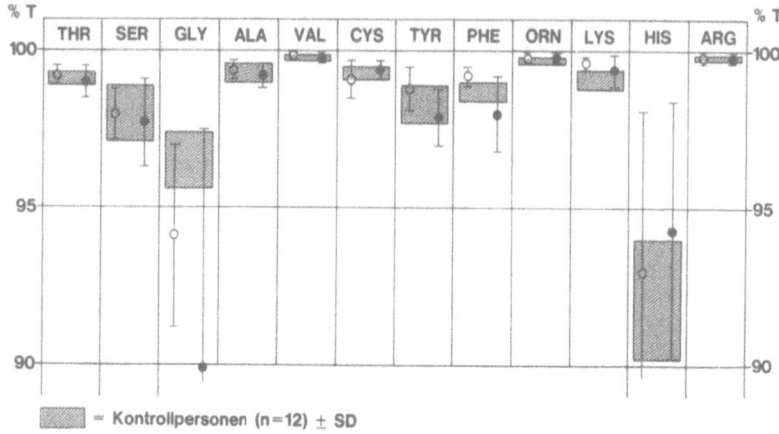

= Kontrollpersonen (n=12) ± SD
○ unbehandelte Patienten mit F.H. (n=12)
● Patienten mit F.H. unter Vitamin D Therapie (n=5)

Abb. 5.7. Die Rückresorption der freien Aminosäuren ist bei Patienten mit F.H. nicht gestört. Mit Ausnahme der Rückresorption von Glycin, die bei ca. 50% der Patienten vermindert ist

den Formen der Vitamin-D-Mangelrachitis und zum Fanconi-Syndrom *unbeeinflußt* (Abb. 5.7). Patienten mit F.H. weisen keine generalisierte Hyperaminoazidurie auf. Vereinzelt finden sich neben der Einschränkung der Phosphatrückresorption Störungen anderer isolierter Transportsysteme [18]. Wir fanden bei fast 50% der Patienten mit F.H. eine gestörte Rückresorption von Glycin, die aber offensichtlich für das Krankheitsbild ohne Bedeutung ist [13].

5.6 Differentialdiagnose

Von anderen Formen der Vitamin-D-resistenten Rachitis ist die F.H. in der Regel leicht abzugrenzen. Alle Formen der kalzipenischen Rachitis (*Vitamin-D-Mangelrachitis*, Vitamin-D-abhängige Rachitis, **Rachitis infolge Resorptionsstörungen oder Hydroxylierungsstörungen von Vitamin D**) lassen sich durch die Hypokalzämie, den reaktiven Hyperparathyreoidismus und die generalisierte Hyperaminoazidurie von der F.H. unterscheiden. Schwierigkeiten bereitet die Abgrenzung der F.H. von einer **Rachitis bei Knochentumoren**, einer ebenfalls phosphopenischen Form der Rachitis.

5.7 Pathogenese der Erkrankung

Albright sah als primäre Störung der F.H. eine mangelnde Resorption von Kalzium mit daraus resultierender Hypokalzämie an [1]. Als Folge des reaktiven Hyperparathyreoidismus interpretierte er die Hemmung der tubulären Phosphatrückresorption und Hypophosphatämie. Mit dem Nachweis normaler Parathormonwerte bei F.H.-Patienten fehlte diesem Konzept die Basis [2, 14].
Fanconi [8] postulierte eine primär renal tubuläre Schädigung als Ursache des chronischen Phosphatverlustes und der Hypophosphatämie und bezeichnete die Erkrankung deshalb als Phosphatdiabetes. Untersuchungen zahlreicher Forschungsgruppen hatten das Ziel, den zellulären Defekt näher zu identifizieren, ohne daß bisher einheitliche Vorstellungen über die molekulare Struktur der Störung vorliegen. Es wird heute angenommen, daß eine der Störungen der F.H. eine *zelluläre Phosphattransportstörung* ist, die nicht regulationsbedingt ist.
Neben dem zellulären Defekt muß zusätzlich eine *Störung in der Regulation der Vitamin-D-Hydroxylierung* angenommen werden. Patienten mit F.H. weisen trotz Hypophosphatämie, einem starken Stimulans der 1-α-Hydroxylase, niedrige oder niedrig-normale Werte für 1,25-Dihydroxy-Vitamin D auf [5, 7]. Anders als bei der Vitamin-D-abhängigen Rachitis Typ I fehlt aber die 1-α-Hydroxylase nicht, sondern wird nur auf einem niedrigen Niveau reguliert. *Phosphat* wird also bei Patienten mit F.H. *unzureichend in Niere und Darm resorbiert*, es resultiert eine Hypophosphatämie. Zusätzlich unterbleibt die verstärkte Aktivierung von Vitamin D, die normalerweise bei einer Hypophosphatämie eintritt und zu einer Steigerung der Phosphatresorption aus dem Darm führt.
Da zur Knochenmineralisation Kalzium und Phosphat in einem fest definiert stöchiometrischen Verhältnis von 6:1 benötigt werden, resultiert der Mangel an einem der beiden Mineralien entweder in einer kalzipenischen oder einer phosphopenischen Mineralisationsstörung, der Rachi-

tis. Diese Mineralisationsstörung wird offensichtlich zusätzlich durch den Mangel an aktivem Calcitriol gefördert. Als Ursache des Minderwuchses kann nicht nur die Deformierung der unteren Extremitäten angesehen werden, da auch bei Patienten mit F.H. ohne Deformierungen eine Wachstumsstörung gefunden werden kann [20]. Die *Ursache* wird heute in der *Hypophosphatämie* an sich angenommen. Diese Annahme wird insbesondere durch den therapeutischen Effekt der Phosphatsubstitution auf das Wachstum unterstützt.

5.8 Therapie der Erkrankung

Da die Ursache der familiären Hypophosphatämie bis heute nicht geklärt werden konnte, muß die *Therapie symptomatisch* sein. Ziel der Therapie ist es also Rachitis und Minderwuchs zu beeinflussen.

5.8.1 Vitamin D

Therapie mit Vitamin D

Die ursprünglich eingeführte Behandlung der resistenten Rachitis mit unphysiologisch hohen Dosen an Vitamin D_3 führte zu einer eindeutigen Besserung der rachitischen Symptome. Erst nachdem zusätzlich durch die kontinuierliche Substitution mit anorganischem Phosphat die Hypophosphatämie wenigstens teilweise ausgeglichen werden konnte, gelang es, die Wachstumsstörung zu beeinflussen [10, 12, 23]. Das *Konzept der Therapie* basiert also darauf, den *Phosphatspiegel anzuheben* und die *Rachitis durch Vitamin D zu kurieren*.

Beobachtungen der vergangenen Jahre haben gezeigt, daß in der Behandlung der F.H. *Calcitriol*, der aktive Metabolit des Vitamin D, dem einfachen Vitamin D_3 *überlegen* ist [4, 7, 16]. Die Überlegenheit dokumentiert sich in einer besseren Heilung der Mineralisationsstörung, in einer Verbesserung der intestinalen Phosphatresorption und in einer Verbesserung des Körperwachstums bei einer leichteren Steuerbarkeit der Therapie.

Gefahren der Vitamin-D-Behandlung

Die Behandlung in dieser Form birgt Risiken für den Patienten in sich. Die schwerste Komplikation ist die *Vitamin-D-Intoxikation* mit erheblichen nachteiligen Folgen auf die Nierenfunktion. Sie kann sowohl durch Vitamin D_3 als auch durch seine aktiven Metaboliten ausgelöst werden. Bei einer Therapie mit Vitamin D oder seinen Metaboliten in unphysiologisch hohen Mengen müssen die Patienten deshalb über mögliche Nebenwirkungen und ihre Symptome aufgeklärt werden. Außerdem muß eine *regelmäßige Kontrolle der Laborparameter* Kalzium im Serum, Kalziumausscheidung im Urin und Kreatininclearance erfolgen. Als sensibelster Parameter für eine drohende Vitamin-D-Intoxikation hat sich in unserer Praxis die Kalziumausscheidung im Urin gezeigt. Sie sollte 6 mg/kg KG/ 24 h auf keinen Fall überschreiten. Eine Kalziumausscheidung über diesem Grenzwert muß Anlaß zu kurzfristigen Kontrollen und dann zum Absetzen bzw. zur Reduktion der Vitamin-D-Therapie sein.

5.8.2 Phosphatsubstitution

Die orale Phosphatsubstitution hat das Ziel, die Serumphosphatkonzentration kontinuierlich anzuheben. Aus diesem Grunde ist es erforderlich, das *anorganische Phosphat in* zahlreichen - wir empfehlen *5 - Einzeldosen zu verabreichen*. Hierdurch gelingt es, den Serumphosphatspiegel anzuheben, nur selten ihn zu normalisieren. Die Menge an substituiertem Phosphat richtet sich einmal nach den erzielten Serumspiegeln, zum anderen nach der intestinalen Verträglichkeit des Medikaments. Neben den teilweise erheblichen Unannehmlichkeiten durch die häufige Medikamenteneinnahme werden die Patienten besonders durch das *Auftreten von Durchfällen* beeinträchtigt. Diese Komplikation zwingt häufig dazu, das Medikament zu wechseln oder die Dosis zu reduzieren. Als schwerwiegende Nebenwirkung der Phosphatsubstitution ist die Entwicklung eines sekundären Hyperparathyreoidismus als Folge der vorübergehenden Hypokalzämie anzusehen [14].

Therapieplan Folgende Therapie kann daher z.Zt. bei Patienten mit F.H. empfohlen werden:
Vitamin D sollte in Form seines aktiven Metaboliten *Calcitriol* in 2 Tagesdosen verabreicht werden. Die Behandlung sollte niedrig dosiert, z. B. mit *0,25 µg/Tag* begonnen werden und schrittweise um 0,25 µg auf eine Enddosis, die individuell verschieden zwischen 0,02-0,08 µg/kg KG und

Tag liegt und gerade in der Lage ist, die metabolischen Störungen zu korrigieren, gesteigert werden [4, 5]. Bei Patienten, die schon langfristig mit Vitamin D_3 behandelt werden, sollte die Umstellung nur sehr vorsichtig erfolgen, da noch mit einem Überhang an nichtaktivierten Vorstufen des Vitamin D_3 im Körper gerechnet werden muß und daher eine erhöhte Gefahr einer Vitamin-D-Überdosierung besteht. Zur *Phosphatsubstitution* wird eine Dosis von *5 x 0,2 bis 1 g Phosphat* empfohlen. Dieses Phosphat kann in Form von Joulie-Lösung verabreicht werden; in unserer Praxis hat sich besonders die Verabreichung in Form von Brausetabletten (Phosphate Sandoz) bewährt.

5.8.3 Zeitraum der Behandlung

Neue Beobachtungen [17] weisen auf die große Bedeutung eines *frühzeitigen Behandlungsbeginns* hin, da hierdurch anscheinend sowohl die Entwicklung einer Rachitis als auch die Entwicklung von Wachstumsstörungen vermieden werden kann. Die Behandlung muß *während des gesamten Wachstums* beibehalten werden. Wir beenden die Behandlung in der Regel mit Schluß der Wachstumsfugen, wobei die Dosis an Vitamin D und Phosphat schon ca. 1 Jahr vorher allmählich reduziert wird. Es bestehen keine allgemein anerkannten Vorstellungen darüber, ob eine Therapie jenseits der Wachstumsperiode sinnvoll und erforderlich ist.

5.8.4 Orthopädische Maßnahmen

Orthopädische Korrekturen

Obwohl es mit einer kombinierten Behandlung mit Vitamin D bzw. seinen Metaboliten und oraler Phosphatsubstitution gelingt, Rachitis und Wachstum positiv zu beeinflussen, entstehen doch bei einem Großteil der Patienten Deformierungen der unteren Extremitäten, die einer orthopädischen Korrektur bedürfen. Diese Korrekturen dienen in erster Linie der *Erhaltung der physiologischen Belastung der Gelenke*. Da bei den meisten Patienten Verbiegungen der Ober- und Unterschenkel in mehreren Achsen vorliegen, bedürfen sie in der Regel auch mehrerer Korrekturen. Hierbei ist es wichtig, den geeigneten Zeitpunkt für eine Korrekturosteotomie zu finden. Bekanntlich treten rachitische Veränderungen und Deformierungen insbesondere in Phasen gesteigerten Körperwachstums in Erscheinung. Bei Korrekturoperationen vor Abschluß des Pubertätswachstumsschubs muß deshalb mit erneuten Verbiegungen im Wachstumsschub gerechnet werden. Es erscheint daher sinnvoll, eine notwendige **Korrekturosteotomie** möglichst **nach Abschluß des Wachstums** durchzuführen. Die Osteotomie sollte wegen der schlechteren Knochenmineralisation in jedem Fall durch eine stabile Osteosynthese geschient sein, um eine ausreichende Stabilität zu gewährleisten und eine lange postoperative Immobilisation zu vermeiden. Da durch die Immobilisation die Gefahr einer Vitamin-D-Intoxikation erheblich zunimmt, sollte eine Therapie mit *Vitamin D_3* mindestens 4-6 Wochen vor Operation *reduziert* oder abgesetzt werden. Calcitriol sollte spätestens eine Woche vor Operation abgesetzt werden. Postoperativ sollte möglichst frühzeitig mit Bewegungstherapie begonnen werden, um die Immobilität zu vermeiden und dann auch vorsichtig die Vitamin-D-Behandlung unter ständiger Laborkontrolle wieder zu beginnen.

5.9 Zusammenfassung

Die F. H. mit Vitamin-D-resistenter Rachitis ist eine x-chromosomal erbliche Erkrankung des Phosphatstoffwechsels und der Regulation der Vitamin-D-Hydroxylierung. Sie ist klinisch durch eine Rachitis gekennzeichnet, die sich gegenüber den üblichen prophylaktisch verabreichten Vitamin-D-Mengen als resistent erweist. Folge der Erkrankung sind schwere Knochenverbiegungen der unteren Extremitäten und Minderwuchs.
Laborchemisch ist die F. H. durch die therapeutisch nicht zu normalisierende Hypophosphatämie gekennzeichnet. Sie ist Ausdruck einer negativen Phosphatbilanz bei intestinalem und renalem Phosphatverlust. Infolge der gesteigerten Osteoblastenaktivität ist die alkalische Phosphatase erhöht. Das Kalzium im Serum ist normal, deshalb weisen Patienten mit F. H. weder einen Hyperparathyreoidismus noch eine Hyperaminoazidurie auf. Die renale Störung beschränkt sich allein auf die tubuläre Phosphatrückresorption; komplexe tubuläre Störungen liegen in der Regel nicht vor. Bei unbehandelten Patienten mit F. H. zeigt sich

darüber hinaus eine Regulationsstörung in der 1-α-Hydroxylierung des Vitamin D. Die genaue Pathogenese der Erkrankung ist bis heute unklar. Die Therapie ist rein symptomatisch, sie besteht in der medikamentösen Behandlung mit dem aktiven Vitamin-D-Metaboliten Calcitriol und der oralen Substitution mit Phosphat. Hierunter gelingt es bei frühzeitigem Therapiebeginn, Rachitis und Minderwuchs zu bessern. Eine Therapie ist während der gesamten Wachstumsphase erforderlich.

Literatur

1. Albright F, Butler AM, Bloomberg E (1937) Rickets resistant to vitamin D therapy. Am J Dis Child 54: 529–547
2. Arnaud C, Glorieux FH, Scriver CR (1971) Serum parathyroid hormone in x-linked hypophosphatemia. Science 173: 845–847
3. Burnett CH, Dent CE, Harper C, Warland BJ (1964) Vitamin D resistant rickets: Analysis of twenty-four pedigrees with hereditary and sporadic cases. Am J Med 36: 222
4. Chan JCM, Lovinger RD, Manunes P (1980) Renal hypophosphatemia rickets: Growth acceleration after long-term treatment with 1,25 dihydroxy vitamin D. Pediatrics 66: 445–454
5. Chesney RW, Mazess RB, Rose P, Hamstra AJ, De Luca HF (1980) Supranormal 25-hydroxy vitamin D and subnormal 1,25 dihydroxy vitamin D. Am J Dis Child 134: 140–143
6. Costa T, Marie PJ, Scriver CR, Cole DEC, Reade TM, Nogrady B, Glorieux FH, Delvin EE (1981) X-linked hypophosphatemia: Effect of calcitriol on renal handling of phosphate, serum phosphate, and bone mineralization. J Clin Endocrinol Metab 52: 463–472
7. Drezner MK, Lyles KW, Haussler MR (1980) Evaluation of a role for 1,25 dihydroxy-vitamin D_3 in the pathogenesis and treatment of x-linked hypophosphatemia rickets and osteomalacia. J Clin Invest 66: 1020–1032
8. Fanconi G, Girardet P (1951) Familiärer persistierender Phosphatdiabetes mit Vitamin D resistenter Rachitis. Helv Paediatr Acta 7: 14–51
9. Glorieux FH, Scriver CR (1972) Loss of parathyroid hormone sensitive component of phosphate transport in xlh. Science 175: 997–1000
10. Glorieux FH, Scriver CR, Reade TM, Goldman H, Roseborough A (1972) Use of phosphate and vitamin D to prevent dwarfism and rickets in x-linked hypophosphatemia. N Engl J Med 287: 481–487
11. Krohn HP, Brandis M, Brodehl J, Offner G (1974) Tubulärer Phosphattransport bei der Vitamin D-resistenten Rachitis. Monatsschr Kinderheilkd 122: 583–585
12. Krohn HP, Brandis M, Brodehl J, Offner G (1976) Vitamin D-resistente Rachitis: Ergebnis einer zwölfmonatigen kombinierten Therapie mit Vitamin D und Phosphat. Monatsschr Kinderheilkd 124: 417–419
13. Krohn HP, Brandis M, Brodehl J, Offermann G (1976) The effect of hyperparathyreoidism on tubular reabsorption of amino acids in Vitamin D resistant rickets. Pediatr Res 10: 875

14. Krohn HP, Offermann G, Brandis M, Brodehl J, Hanke K, Offner G (1976) Occurence of hyperparathyreoidism in children with x-linked hyperphosphatemia under treatment with vitamin D and phosphate. Plenum Press, New York, pp 345-351
15. Krohn HP (1980) Die familiäre Hypophosphatämie mit Vitamin D-resistenter Rachitis. Habilitationsschrift, Hannover
16. Rasmussen H, Pechet M, Anast C, Mazur A, Gertner J, Broadus AE (1981) Long-term treatment of familial hypophosphatemic rickets with oral phosphate and 1α hydroxy vitamin D_3. J Pediatr 99: 16-25
17. Schimert G, Fanconi A (1983) Early history of familial hypophosphatemic vitamin D-resistant rickets. Helv Paediatr Acta 38: 383-398
18. Scriver CR, Goldbloom RB, Roy CC (1964) Hypophosphatemic rickets with renal hyperglycinuria, renal glucosuria and glycil-protinuria. Pediatrics 34: 357-371
19. Short EM, Binder HJ, Rosenberg LE (1973) Familial hypophosphatemic rickets: Defective transport of inorganic phosphate by intestinal mucosa. Science 179: 700-702
20. Steendijk R, Latham SC (1971) Hypophosphatemic vitamin D resistant rickets, an observation on height and serum inorganic phosphate in untreated cases. Helv Paediatr Acta 26: 179-184
21. Stickler GB (1963) External calcium and phosphate balances in vitamin D resistant rickets. J Pediatr 63: 942-948
22. ToblerR, Prader A, Taillard W (1956) Die familiäre primäre Vitamin D resistente Rachitis (Phosphatdiabetes). Helv Paediatr Acta 11: 209-255
23. West CD, Blanton JC, Silverman FN, Holland NH (1964) Use of phosphate salts as an adjunct to vitamin D in the treatment of hypophosphatemic vitamin D refractory rickets. J Pediatr 64: 469-472
24. Winters RW, Graham JB, Williams TF, McFalls VW, Burnett CH (1958) A genetic study of familial hypophosphatemia and vitamin D resistant rickets with a review of the literature. Medicine (Balt) 37: 97

6 Behandlung der terminalen Niereninsuffizienz im Kindesalter

G. Offner

6.1 Definition

Kreatinspiegel Die terminale Niereninsuffizienz ist der endgültige irreversible Funktionsverlust der Nieren, bei dem Dialyse und Transplantation die einzige Möglichkeit zum Weiterleben darstellen. Sie kann plötzlich als Folge eines akuten Nierenversagens (ANV) entstehen oder ist das Endstadium einer progredient verlaufenden chronischen Nierenerkrankung, die zur chronischen Niereninsuffizienz (CNI) führt. *Der Grad der Niereninsuffizienz wird nach der Höhe des Serumkreatinins bemessen.* Eine beginnende Niereninsuffizienz liegt ab Serumkreatininwert von 2 mg% vor, *die terminale Phase wird bei 8-10 mg% erreicht* [13, 16]. So lange durch konservative Therapie (Diät, Medikamente) die Urämiesymptome wie Inappetenz, Übelkeit, Erbrechen, Azidose, Ödeme, Perikarditis und Katabolismus verhindert werden können, ist die Niereninsuffizienz kompensiert.

6.2 Häufigkeit

Die Arbeitsgemeinschaft für Pädiatrische Nephrologie (APN) führte 1974/75 an 944 Kliniken in der Bundesrepublik Deutschland eine Umfrage über die Inzidenz der terminalen Niereninsuffizienz durch. Sie ergab, daß pro Jahr 1,6 Kinder pro 1 Mio. Gesamtbevölkerung an einer chronischen Niereninsuffizienz diagnostiziert werden [27]. Hinzu kamen 2 Kinder pro 1 Mio. Bevölkerung pro Jahr, bei denen ein akutes Nierenversagen diagnostiziert wurde und von denen 10% keine Erholung der Nierenfunktion aufwiesen [25]. Eine Übersicht aus anderen Ländern (EDTA) bestätigt, daß mit einer *Inzidenz von 2-4 Kindern* bis 15 Jahre *auf 1 Mio. Einwohner pro Jahr* gerechnet werden muß.

6.3 Ätiologie

Das akute Nierenversagen (ANV) wird im Kindesalter sowohl durch extrarenale wie renale Erkrankungen ausgelöst. Nach der Umfrage der APN entfallen *49% auf extrarenale Mechanismen* wie Dehydratation, Trauma, Sepsis, Operation, nephrotoxische Medikamente und *51% auf renale Erkrankungen,* wie hämolytisch-urämisches Syndrom (HUS), akute Glomerulonephritis, chronische Nephropathie. Die CNI ist beim Kind mehrheitlich durch *kongenitale* bzw. *hereditäre Nephropathien* ausgelöst, wie Nierendysplasie, Zystennieren, Mißbildungen der ableitenden Harnwege, familiäre Nephritis (z. B. Alport) und Zystinose. Manche dieser Erkrankungen - wie z. b. Oligomeganephronie - zeigen eine sehr langsame Progredienz der Niereninsuffizienz und werden oft erst spät erkannt. Bei den *erworbenen Erkrankungen* sind es die Schönlein-Henoch-Nephritis und die verschiedenen Formen der chronischen Glomerulonephritis. Die Pyelonephritis führt im Kindesalter höchstens sekundär bei einer Uropathie zum terminalen Nierenversagen (Tabelle 6.1).

6.4 Pathophysiologie

Anpassung durch Hyperplasie intakter Nephrone

Pathophysiologisch führt die Niereninsuffizienz zu einer begrenzten Anpassung intakter, jedoch zahlenmäßig verminderter Nephrone an die Erfordernisse des Organismus, wie Bricker mit der „intact nephron hypothesis" beschreibt [8]. Diese Anpassung erfolgt durch Hypertrophie bzw. Hyperplasie der intakten Nephrone. *Das kindliche Nierenparenchym* ist *besser zur Hyperplasie befähigt* als erwachsenes Nierenparenchym. Erst wenn die reduzierten Nephrone, angeboren oder erworben, mit dem Organismus nicht mehr mitwachsen können, wird die Niereninsuffizienz evident.

6.4.1 Salz-Wasser-Haushalt

Erst osmotische Diurese, dann Oligurie

Bei einer *Einschränkung der glomerulären Filtrationsrate (GFR) unter 50 ml/min/1,73 m^2 KO* kommt es zum Anstieg der harnpflichtigen Substanzen. Hohe Harnstoffkonzen-

Tabelle 6.1. Grunderkrankungen, die zum chronisch-terminalen Nierenversagen bzw. zur Dialyse und/oder Transplantationsindikation beim Kind führen

Erkrankungen	EDTA 1975 n = 220 Dialyse und Transplantation	Fine 1979 n = 200 Transplantation	Eigenes Krankengut 1980 n = 60 Transplantation
I. Kongenitale Nephropathien	64 = 27,8%	104 = 52%	40 = 67%
Dysplasie	26	34	12
Zystinose	7	6	10
Nephronophthise	24	6	7
Familiäre Nephritis	7	7	4
Uropathie	–	51	4
Oxalose	–	–	2
Kongenitale Nephrose	–	–	1
II. Erworbene Nephropathien	138 = 60%	96 = 48%	20 = 33%
Glomerulonephritis	69	73	11
Pyelonephritis	43	–	–
Hämolyt.-urämisches Syndrom	–	4	5
Schönlein-Henoch-Nephritis	17	3	3
Lupus erythematodes	5	9	–
Sonstiges	4	7	1
Unbekannt	28 = 12,2%		

tration im Harn führt zur *osmotischen Diurese* (Polyurie) mit Wasser- und Salzverlust. Erst bei starkem Funktionsverlust *(GFR < 8 ml/min/1,73 m² KO)* kommt es zur *Oligurie* mit Salz- und Wasserretention.

6.4.2 Blutdruck

Hoher Blutdruck

Nierenerkrankungen sind vielfach mit Natriumretention verbunden, die zur *Hypervolämie* und Blutdruckerhöhung führt. Je nach Ursache der Nierenerkrankung mit Beteiligung der Nierengefäße löst der **Renin-Angiotensin-Mechanismus** zusätzlich eine *widerstandsbedingte Hypertonie* aus.

6.4.3 Säure-Basen-Haushalt

Metabolische Azidose

Saure Valenzen, die aus dem Eiweißkatabolismus anfallen, werden durch die kranke Niere *(GFR < 20 ml/min/1,73 m² KO)* wegen mangelnder H^+-Ionensekretion *vermindert ausgeschieden*. Daraus resultiert eine metabolische Azidose, die neben den klinischen Symptomen der Übelkeit die Osteodystrophie und Hyperkaliämie verstärkt.

6.4.4 Hyperkaliämie

Kaliumstau

Die *Kaliumausscheidung* kann *bis* zu einer Funktionseinschränkung der *GFR auf 5 ml/min/1,73 m² KO* reguliert werden, wenn nicht besondere Belastungen wie Azidose, Hämolyse und Diätfehler (extreme Kaliumzufuhr, Kochsalzrestriktion) hinzukommen. In seltenen Fällen kann eine *verminderte Aldosteronsekretion* (cave Aldactone!) oder ein *vermindertes Ansprechen* der Tubuluszellen *auf Aldosteron* bereits im frühen Stadium der Niereninsuffizienz zur Hyperkaliämie führen. Ein *Serumkalium über 6 mmol/l wird lebensbedrohlich* durch die Störung des Reizleitungssystems am Herzen bis zum Kammerflimmern. Im EKG ist die hohe T-Welle pathognomonisch. Weitere Veränderungen sind Verlängerung der PR-Zeit mit Verschwinden der P-Welle und verbreiterte QRS-Komplexe.

6.4.5 Blutbildung

Renale Anämie

Die *Erythropoetinproduktion* der Niere *nimmt* mit zunehmendem Gewebsausfall *ab*. Nur 10% des Erythropoetins sind extrarenaler Herkunft [11]. Die Urämie bewirkt zusätzlich ein *vermindertes Ansprechen* des Knochenmarks *auf Erythropoetin* und eine *verkürzte Überlebenszeit der Erythrozyten*. Zusätzlicher *okkulter Blutverlust* über den Intestinaltrakt (bis 10 ml/Tag im Terminalstadium) verstärken die renale Anämie.

6.4.6 Knochenstoffwechsel

Osteodystrophie

Die renale Osteodystrophie wird durch Phosphatstau, Hypokalzämie, sekundären Hyperparathyreoidismus und durch mangelhafte Synthese des 1,25-Dihydroxycholecalciferol ausgelöst. Mit Abnahme der Filtrationsleistung *(GFR < 25 ml/min/1,73 m^2 KO) steigt Phosphat* im Serum *an*. Gleichzeitig ist die *Hydroxylierung des Vitamins D in der Niere* in das aktiv wirksame 1,25-Dihydroxycholecalciferol *vermindert*. Es kommt zu Hypokalzämie infolge verminderter Aufnahme über den Darm. Parathormon wird vermehrt ausgeschüttet. Es kommt zum *sekundären Hyperparathyreoidismus* mit vermehrtem Knochenabbau, während die Hypokalzämie kombiniert mit der mangelhaften Vitamin-D-Hydroxylierung zur Mineralisationsstörung, der *renalen Rachitis*, führt.

6.4.7 Wachstum

Renaler Minderwuchs

Die Wachstumsverzögerung ist eine bedeutende Komplikation der Niereninsuffizienz im Kindesalter. Je früher die Niereninsuffizienz auftritt, desto schwerer ist sie ausgeprägt. Sie wird von zahlreichen Faktoren beeinflußt, vor allem *durch die Störung im Kalzium-Phosphat-Haushalt*, später durch die *Azidose*, Anämie, Hypertonie, *Osteodystrophie* und *Mangelernährung* (Eiweiß, Kalorien). Ein Mangel an Wachstumshormonen liegt nicht vor, während das *Somatomedin* als Stimulans für die Knorpelzellproliferation *vermindert* ist [18]. Der Einfluß der Geschlechtshormone ist an der Verlängerung der Wachstumsperiode parallel zur verzögerten Geschlechtsentwicklung des niereninsuffizienten Kindes zu erkennen.

6.5 Konservative Behandlung

Symptomatische Behandlung

Die konservative Behandlung kann die Progredienz der Niereninsuffizienz nicht aufhalten. Ihr *Ziel* ist, das urämische Kind **in einem guten körperlichen Zustand über die Phase der kompensierten Niereninsuffizienz und Dialyse bis zur Nierentransplantation** zu führen. Mit Diät und Medikamenten können die klinischen Folgen der Niereninsuffizienz wie Überwässerung, Hypertonie, Azidose, Hyperkaliämie, Anämie und Osteodystrophie gebessert werden. Die medikamentösen Möglichkeiten mit Dosierungsangaben und den wichtigsten Komplikationen sind in Tabelle 6.2 zusammengefaßt.

6.5.1 Diät

Eiweiß- und Kalorienbedarf decken

Eiweißreduktion und **Zufuhr von essentiellen Aminosäuren** können Azotämie und Katabolismus im Präterminalstadium der Niereninsuffizienz bessern [12, 16]. Dies erscheint dann wichtig und lebensverlängernd, wenn eine Dialysebehandlung nicht oder nur schwierig durchführbar ist, z. B. **beim Neugeborenen und Säugling** [33]. Der *Eiweißbedarf* liegt zwischen *1,2-1,7 g/kg KG/Tag*, wobei *70% tierischer Herkunft* sein sollten. Für eine positive Stickstoffbilanz ist neben den essentiellen Aminosäuren im tierischen Eiweiß eine ausreichende Kalorienzufuhr notwendig, erst dann kann endogen anfallender Harnstoff in nichtessentielle Aminosäuren synthetisiert werden. Der *Kalorienbedarf* eines Säuglings beträgt in den ersten 2 Monaten 120 cal/kg KG/Tag, im 2.-6. Monat 110 cal/kg KG/Tag und im 6.-12. Monat 100 cal/kg KG/Tag.

Freie Diät

Das ältere Kind, das ohnehin an Appetitlosigkeit und Übelkeit leidet, lehnt in der Regel ein strenges Diätschema ab, und die katabole Stoffwechsellage nimmt zu. Hier empfiehlt sich eine sog. *freie Diät* mit nur wenigen Einschränkungen, wie *Flüssigkeitsbilanz* (Einfuhr - Ausfuhr), *Verzicht auf frisches Obst und Gemüse* (Kalium!) *und Milchprodukte*

Tabelle 6.2. Konservative Therapie bei Niereninsuffizienz.

Symptom	Medikament	Dosis	Nebenwirkung
1. Überwässerung	Furosemid (Lasix)	2–10 mg/kg KG/Tag p.o. oder i.v.	Salzverlust Innenohrschädigung
2. Hypertonie	Hydralazin (Nepresol)	1–5 mg/kg KG/Tag p.o. 0,1–0,5 mg/kg KG/dosis i.v. alle 6 h	Übelkeit
	Propanold (Dociton)	1–5 mg/kg KG/Tag p.o.	Negative Inotropie: kontraindiziert bei Herzinsuffizienz
	Methyl Dopa (Presinol)	5–10 mg/kg KG/Tag p.o.	Orthostase
	Captopril (Lopirin)	1– 2 mg/kg KG/Tag p.o.	Hypotonie
Hypertensive Krise	Diazozid (Hypertonalum)	5–10 mg/kg KG i.v. (schnell i.v.)	

3. Azidose
$HCO_3 < 18$ mmol/l
	Natriumbikarbonat 7,5%ige Lösung
	Shol-Lösung:
	  70 g acid. citrium
	  50 g Na Citrat
	  ad 500 ml H_2O
	Acetolyt
		2–3 mEq/kg KG/Tag p.o.
		2–3 ml/kg KG/Tag p.o.
		
		4 × 1 Meßl. (2,5 g)
			Meteorismus

4. Hyperkaliämie			
K > 6 mmol/l	Ionenaustauscher (Resonium) (Sorbisteril)	Einlauf: 1 g/kg KG in 5%iger Glukose, nach 6 h spülen oral: 1-3 g in Gelatinekapseln à 0,5 g	Ileus
K ≥ 8 mmol/l	Na-Bikarbonat	3-4 mEq/kg KG i.v.	
	10% Kalziumglukonat	1 ml/kg KG i.v.	
	40% Glukose + 1 E Altinsulin/4 ml	1 ml/kg KG	
5. Anämie			
HK < 15%	Erythrozytenkonzentrat	10 ml/kg KG	Hypervolämie
			Hepatitisübertragung
6. Osteodystrophie	Phosphatbinder		
	Aluminium hydroxid (Aludrox, Antiphosphat)	50-150 mg/kg KG/Tag p.o.	Aluminium-Enzephalopathie
	Calcium carbonate	50-150 mg/kg KG/Tag p.o.	Hyperkalzämie
	Vitamin D_3 (Vigantol 10000)	5-30000 E/Tag p.o.	Hyperkalzämie
	1,25-Dihydroxycholecalciferol (Rocaltrol)	0,03-0,045 mg/kg KG/Tag p.o. [2]	Hyperkalzämie mit Funktionsverschlechterung der Nieren
	Kalziumglukonat (Calcium Sandoz)	0,5-1,5 mg/kg KG/Tag p.o.	Hyperkalzämie

(Phosphat!), um schwere Komplikationen an Herz und Knochen zu vermeiden.
Der Zusammenhang zwischen dem Ernährungszustand des urämischen Kindes und dem Wachstum ist noch unklar. Gesteigerte Kalorienzufuhr geht nicht mit Wachstumsbeschleunigung einher [12].

6.6 Dialyse im Kindesalter

Dialysezentren

Nach Lösung zahlreicher technischer Probleme in den letzten 10 Jahren ist die Langzeitdialyse auch im Kindesalter in speziellen Kinderdialysezentren[1] bereits Routine geworden. In diesen Zentren stehen den pädiatrischen Nephrologen, Chirurgen, Diätassistenten, Psychologen, Seelsorger Lehrer und Sozialarbeiter in der schweren Aufgabe zur Seite, den Kindern ein Überleben in guter Lebensqualität zu ermöglichen.

Hämodialyse oder Peritonealdialyse

Wie bei den Erwachsenen hat die **Hämodialyse** in der Langzeitversorgung der terminalen Niereninsuffizienz die Vorrangstellung gegenüber der Peritonealdialyse. In den letzten 2 Jahren setzt sich eine neue Methode, die **kontinuierliche ambulante Peritonealdialyse** (CAPD) zunehmend durch.

Ende 1981 lebten nach Mitteilung von EDTA 224 Kinder mit der Hämodialyse und nur 4 Kinder mit Peritonealdialyse in der Bundesrepublik Deutschland. Mit CAPD wurden 81 Kinder aus dem gesamten europäischen Raum versorgt.

6.6.1 Indikation

Wann Dialyse?

Hyperkaliämie (Kalium > 7 mmol/l) und **Überwässerung** mit maligner Hypertonie und **Lungenödem** sind die absoluten Indikationen zur Dialyse, die keinen Aufschub erlauben. Das chronisch nierenkranke Kind sollte nicht in diese Komplikation geraten. Der Zeitpunkt zum Dialysebeginn ist gegeben, wenn die konservative Therapie nicht mehr

---

[1] Kinderdialysezentren in Deutschland: Universitätskinderklinik Essen, Frankfurt, Freiburg, Hamburg, Hannover, Heidelberg, Köln, Marburg, München und Münster

ausreicht, den Wasserhaushalt und den Blutdruck zu regulieren und Müdigkeit und Übelkeit beim Kind zunehmen. Laborchemisch korreliert dieser Zustand mit einem Serumkreatinin von etwa 600 µmol/l beim Kleinkind und etwa 800 µmol/l beim Schulkind. Häufig wird ein chronischer Husten als Bronchitis gedeutet, ist aber gewöhnlich der Anfang eines Lungenödems, wie die Röntgenuntersuchung bereits vor dem Auskultationsbefund zeigt.

6.6.2 Hämodialyse

6.6.2.1 Gefäßzugang

Technik der Hämodialyse

Ein geeigneter Gefäßzugang begrenzt die Möglichkeit der Hämodialyse beim Kind. Arteriovenöse Gefäßverbindungen zum Anschluß an die Dialysemaschine sind meist erst bei Kindern ab 10 kg Körpergewicht möglich.

Der *Scribner-Shunt* ist eine externe arteriovenöse Verbindung mit einem Silikonschlauch, der über einen Vesseltip in eine Arterie und Vene chirurgisch eingeführt wird. Bei kleineren Kindern (10 kg KG) wird die A. brachialis mit der V. cephalica oder basilica verbunden, bei größeren Kindern die A. tibialis posterior mit der V. saphena

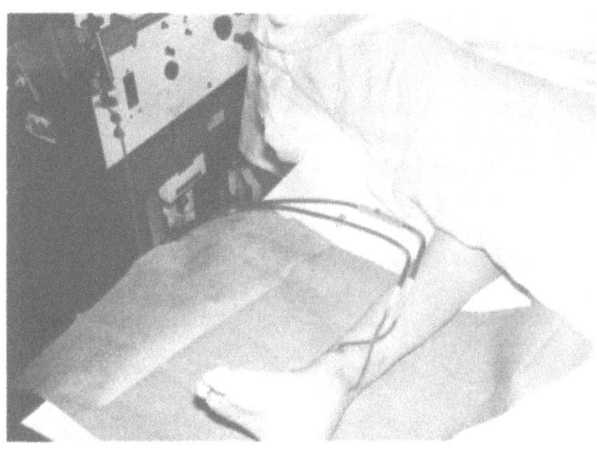

Abb. 6.1. Scribner-Shunt

(Abb. 6.1). Vorteil des Scribner-Shunts ist sofortiger und schmerzloser Anschluß an das Dialysesystem. Die Nachteile sind Blutungsgefahr durch Diskonnektion der Schläuche, Infektion und thrombotischer Verschluß und eine Einschränkung des Rehabilitationsgrades durch ein ständiges Badeverbot. Bei sorgfältiger steriler Handhabung *kann* ein solcher Shunt *bis zu 1 Jahr lang funktionieren.* Bei thrombotischem Verschluß kann innerhalb von 1-2 h der Thrombus aus der Schlauchverbindung abgesaugt werden. Vorsicht ist an der Arterie geboten, wo eine arterielle Hirnembolie ausgelöst werden kann. Septische Temperaturen mit Schüttelfrost sind bei einem Shuntträger immer verdächtig auf eine Staphylokokkeninfektion, die gut auf spezifische Antibiotika ansprechen und nicht sofort eine Shuntentfernung notwendig machen.

Die *Ciminofistel* ist eine subkutane arteriovenöse Anastomose, die bei größeren Kindern ab 20 kg KG gelegt werden kann. Gewöhnlich wird die A. radialis mit einer benachbarten Vene verbunden. Dabei ist eine seitliche, endständige oder Seit-zu-End-Anastomose möglich. Durch den arteriellen Druck wird die Vene innerhalb von 2-8 Wochen so gedehnt und gefestigt, daß sie punktiert werden kann (Abb. 6.2). Die Vene führt dann arterielles Blut. Durch sog. Shunttraining kann die Ausbildung der Fistel beschleunigt werden. Dabei wird nach Erwärmen des Shuntarmes proximal von der Anastomose 1-5 min

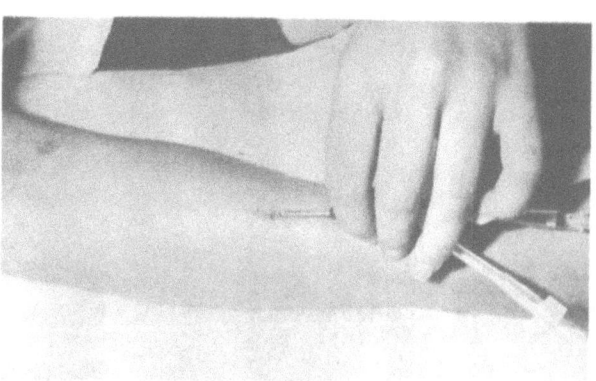

Abb. 6.2. Cimino-Fistel

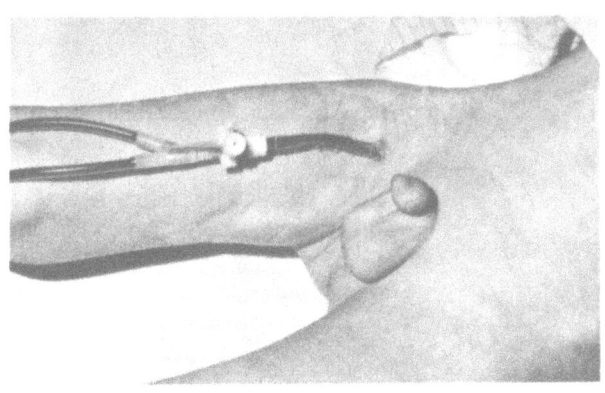

Abb. 6.3. Shaldon-Katheter in der V. femoralis

zwischen systolischem und diastolischem Druck mit der Blutdruckmanschette gestaut. Bei einer seitlichen Anastomose wird gleichzeitig distal von der Anastomose eine Staubinde angelegt, um eine Dilatation der Venen auf dem Handrücken zu verhindern. Vorteil dieser Fistel ist, daß kein Fremdmaterial gebraucht wird und damit eine geringere Infektions- und Thrombosegefahr besteht. Der Nachteil ist das schmerzhafte Punktieren bei jeder Dialyse. Eine seltene Komplikation bei großen Kindern mit hohem Shuntvolumen ist das Stealsyndrom. Infolge eines zu schnellen arteriovenösen Flusses kommt es zur arteriellen Minderversorgung der Hand. Als Korrektur wird bei der seitlichen Anastomose der distale Arterienanteil unterbunden.

Der *Shaldon-Katheter* ist für zeitlich begrenzte Dialysen, wie z. B. in der Akutversorgung von Säuglingen, geeignet. Er ist ein konisch sich verjüngender Teflonkatheter mit zahlreichen Perforationen in seinem verjüngten Anteil. Mit der Seldinger-Methode wird er über einen Führungsdraht in die V. femoralis oder jugularis eingeführt (Abb. 6.3). Bei sorgfältiger steriler Handhabung und Heparinisierung (1 E/ml) kann ein solcher Shaldon-Katheter *2-6 Wochen als Dialysezugang* dienen. Eine thrombotische Verlegung muß wegen der Gefahr der Lungenembolie vermieden werden.

6.6.2.2 Dialysatoren

Geräte

Ziel eines Kinderdialysators ist ein geringes und konstantes Füllvolumen. Die Compliance sollte möglichst gering sein. Das **Füllvolumen von Dialysator und Blutsystemen darf 10% des kindlichen Blutvolumens nicht überschreiten.** Wenn man das kindliche Blutvolumen mit 8% des Körpergewichts berechnet, resultiert daraus ein Füllvolumen von 0,008·kg Körpergewicht. Bei einem 10 kg schweren Kind sind das 80 ml. Werden diese Mengenangaben überschritten, wird zu viel kindliches Blut extrakorporal abgeleitet. **Hypotonie** während der Dialyse und **Hypertonie** mit **Überwässerung** zwischen den Dialysen sind folgenschwere Komplikationen [15]. Die Größe der Dialysemembran bestimmt die Dialyseeffektivität. Ein zu großer Dialysator verkürzt zwar die Dialysezeit, bringt aber auch die Gefahr des Disäquilibriums, da die osmolaren Substanzen schneller aus dem Blut eliminiert werden, als sie aus dem Gewebe nachströmen können. Es kommt zum Hirnödem, das mit Kopfschmerzen und Erbrechen beginnt und bis zum Krampfanfall führen kann. Die Dialyseeffektivität kann nach der Harnstoffclearance des Dialysators berechnet werden und sollte 3 ml/min/kg KG nicht überschreiten. Die gebräuchlichsten Kinderdialysatoren sind in Tabelle 6.3 zusammengefaßt.

Komplikationen

6.6.2.3 Heparinisierung

Um die Gerinnung des extrakorporal fließenden Blutes zu verhindern, ist eine Dauerheparinisierung notwendig. In der Regel reichen 100 E Heparin/kg KG für eine Dialyse, um die Thrombinzeit zwischen 20-40 s zu halten. Bei Kapillarnieren ist eine zusätzliche Vorheparinisierung mit 1000 E notwendig. Unter regionaler Heparinisierung versteht man den Ausgleich des Heparins mit Protamin, bevor das Blut wieder in den Patienten zurückfließt. Da Protamin schneller als Heparin abgebaut wird, können leicht Nachblutungen entstehen.

6.6.2.4 Single-needle-Technik

Diese Methode ermöglicht die Durchführung der Hämodialyse über einen einzelnen Gefäßzugang. Über ein Y-Stück werden abführender (Arterie) und zuführender Schlauch (Vene) getrennt und wechselweise abgeklemmt. Eine entsprechende Erhöhung des Blutflusses garantiert die glei-

Tabelle 6.3. Kinderdialysatoren

Fabrikat	Oberfläche	Füllvolumen	Harnstoff clearance
Gambro GL Mini Minor	0,28 m^2	20 ml	61 ml/min
Gambro GL Minor	0,51 m^2	33 ml	100 ml/min
Asahi AM 03	0,30 m^2	25 ml	87 ml/min
Asahi AM 06	0,60 m^2	55 ml	145 ml/min

che Dialyseeffektivität. Ist ein größerer Blutfluß nicht möglich, muß die Dialysezeit verlängert werden, oder es wird ein größerer Dialysator gewählt.

6.6.2.5 Dialysemaschinen

Die Dialysemaschine wird mit Wasser und Strom versorgt. Beim offenen System ist ein Wasseranschluß und -abfluß erforderlich, während beim geschlossenen System (Redy-Maschine) nur ein Stromanschluß notwendig ist. Beim offenen System wird mit einer Proportionierungspumpe entionisiertes Wasser mit einem Konzentrat zur gewünschten Spüllösung gemischt: Natrium 135-140 mmol/l, Kalium 2 mmol/l, Kalzium 1,5-2 mmol/l, Magnesium 2 mmol/l, Chlorid 107-120 mmol/l, Azetat 35 mmol/l, Glukose 6 mmol/l und Osmolalität 275-320 mosmol/l. Durchschnittlich werden 500 ml von dieser Spüllösung pro Minute auf 36-38 °C aufgewärmt und durch den Dialysator entgegen dem Blutstrom (50-200 ml/min) gepumpt, getrennt von der semipermeablen Membran aus Cuprophan und Zellulose. Die Natriumkonzentration der Spüllösung wird als elektrische Leitfähigkeit von der Dialysemaschine kontrolliert. Blutbeimengungen bei einem Membrandefekt werden von einem Blutdetektor angezeigt. Über eine Blutpumpe wird der Blutfluß reguliert. Ein Druckalarm kündigt eine thrombotische Verlegung an, und eine Luftfalle hinter dem Dialysator garantiert einen luftfreien Blutrückfluß. Eine monitorisierte Alarmanlage meldet jede Störung unverzüglich (Abb. 6.4).

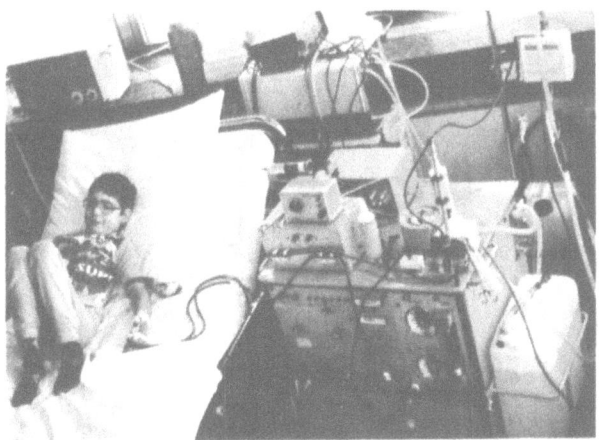

Abb. 6.4. Hämodialyse beim Kind

6.6.3 Peritonealdialyse

Na-Transport

Bei der Peritonealdialyse übernimmt das **Peritoneum die Funktion der semipermeablen Membran** [30]. Entgegen der künstlichen Membran bei der Hämodialyse ändert sich seine Permeabilität mit der Durchblutung und ist pharmakologisch zu beeinflussen [29]. Moleküle bis 80000 Daltons, also auch Eiweißkörper, können diffundieren. Besonders der Natriumtransport nimmt eine Sonderstellung ein. **Natrium kann dem transzellulären Wassertransport nicht folgen** [1], was zu gefährlichen Hypernatriämien bei Entwässerung mit verlängerter Verweilzeit der isotonen Peritoneallösung oder bei Verwendung hyperosmolarer Lösungen führt.

6.6.3.1 Durchführung

Technik der Peritonealdialyse

Nach Entleerung der Blase wird 1 cm unterhalb des Nabels in Lokalanästhesie ein Katheter in die Peritonealhöhle eingeführt. Für die akute Dialyse eignet sich der **Stilettkatheter** aus Nylon, der für Kinder auf den distalen 3,75 cm perforiert ist. Dieser starre Katheter wird nach der Peritonealdialyse wieder entfernt, um Irritationen mit Infektionen und Verwachsungen zu vermeiden. Für die chronische Peritonealdialyse hat Tenckhoff den gewebefreundlichen Silikon-Kautschuk-Katheter eingeführt. Dieser Katheter wird chirurgisch in die Bauchhöhle eingelegt und über ein Subkutantunnel nach außen abgeleitet. 2 Dakronmuffen im Hauttunnel bewirken eine Fibroblasteneinwanderung und Abdichtung des Katheterkanals. Das Abdomen wird mit 40-80 ml/kg KG einer Peritoneallösung (Peritosteril), die über eine Heizspirale auf Körpertemperatur gebracht wird, gefüllt. Nach einer Verweildauer bis 10 min wird über ein Y-Stück das Dialysat in einem graduierten Behälter abgelassen und gemessen. Bei Überwässerung muß das Auslaufvolumen größer als das Einlaufvolumen sein. Gleichzeitige **Gewichtskontrollen** auf einer Bettenwaage sind gerade beim Säugling mit den kleinen Volumina angezeigt, um eine Wasserretention zu verhindern. Der Eiweißverlust wird mit 1 g/l Dialysat berechnet und muß substituiert werden. Die **Dialysedauer beträgt 24-36 h**. In dieser Form **kann** die Peritonealdialyse **ohne maschinelle Einrich-**

tungen auf jeder Intensivstation durchgeführt werden. Für die chronische Dialyse übernehmen Maschinen die Bilanzierung und Zubereitung der Peritoneallösung, wie z. B. die PDS 300 der Firma Physio Control.

6.6.3.2 Kontinuierliche ambulante Peritonealdialyse (CAPD)

Eine neue Methode ist die kontinuierliche Peritonealdialyse mit einem ständigen Stoffaustausch über 24 h/Tag, die 1978 Popovich [24] bei Erwachsenen einführte. Der Patient trägt einen Dialysebeutel (0,5 l, 1 l, 2 l) ständig am Körper. 4mal pro Tag wird der Beutel vom Patienten selbst steril gewechselt. Tagsüber verweilt das Dialysat 4 h im Bauchraum, nachts 12 h. Durch die lange Verweildauer werden gerade die Mittelmoleküle 6mal besser als mit der Hämodialyse eliminiert. Der ständige Stoffaustausch erlaubt dem Patienten freies Essen und Trinken. Ungelöst ist aber noch bei dieser Methode die *Peritonitisgefahr.* Auf 1000 Beutelwechsel kommt etwa eine Peritonitis [9]. Bei Kindern fehlt noch die Langzeiterfahrung. Der chronische Eiweißverlust von 1,5 g/Tag [7] ist für das wachsende Kind ein zusätzliches Problem.

6.7 Nierentransplantation im Kindesalter

Seit die ersten Erfahrungsberichte über nierentransplantierte Kinder 1969/70 in den USA erschienen sind, hat sich die Nierentransplantation als *bestmögliche Rehabilitation* des terminalen niereninsuffizienten Kindes durchgesetzt. Bei EDTA waren 1981 im Dezember 185 Kinder mit einer Nierentransplantation aus der Bundesrepublik Deutschland gemeldet. Größere Erfahrungen wurden aus 3 Zentren (Essen, Hannover und Heidelberg) berichtet [21, 22, 26].

6.7.1 Indikation

Transplantation anstreben

Jedes Dialysekind sollte der Nierentransplantation zugeführt werden, wenn nicht inkurable Infektionen, Malignome oder die Grundkrankheit eine Kontraindikation darstellen. Eine Ausnahme bildet der Wilms-Tumor, bei dem Nierentransplantation ohne Tumorrezidiv berichtet wurden [5]. Grundkrankheiten, die im Transplantat rezidivieren können, wie membranoproliferative Glomerulonephritis [10], Schönlein-Henoch-Nephritis [4] und fokale Sklerose [17] sind keine Kontraindikationen. Nur bei der Oxalose mit hoher Rezidivneigung [32] muß im Einzelfall entschieden werden. Im eigenen Krankengut zeigten 2 Kinder mit Oxalose schon 2 Wochen nach Transplantation massive Ablagerung von Oxalatkristallen im Transplantat, das primär funktionslos blieb. Bei der Zystinose werden zwar auch Zystinablagerungen im Transplantat gefunden, es kommt aber nicht zum Rezidiv des Fanconi-Syndroms [19]. Harnwegsmißbildungen sind heute kein Hindernis mehr, wenn Infektionen behandelt und die Funktionsfähigkeit der Urinausscheidung notfalls mit einem Kolon- bzw. Ileumconduit garantiert ist [31].

Säuglinge und Kleinkinder

Das Lebensalter des Kindes stellt nach bisherigen Erfahrungen nur bei Säuglingen und Kleinkindern mit einem **Körpergewicht unter 10 kg eine Limitierung** dar. Die Kombination mit anderen körperlichen Störungen wie Organmißbildung und geistige Retardierung sind nur dort limitierend, wo eine dauerhafte Aufsicht keine selbständige Lebensführung ermöglicht.

6.7.2 Vorbereitung und Durchführung der Nierentransplantation

Technik

Eine **gute Vorbehandlung** mit Beseitigung von Überwässerung und Hypertonie, Behandlung von Infektionen, Korrektur von evtl. bestehenden Harnableitungsstörungen und mindestens eine Vortransfusion sind **Voraussetzung für die Nierentransplantation**. Nach Bestimmung der 4 HLA-Genloci, A B C und D, die heute bekannt sind, werden Blutgruppe und Antigenmuster in **Eurotransplant** (Sitz: Leiden), oder **Scandiatransplant** (Sitz: Göteborg), zentral gespeichert. Von dort erfolgt die Zuweisung der passenden Spenderniere von einem soeben Verstorbenen, wenn keine Verwandtenspende in Frage kommt. Das Alter des Spenders sollte in der Regel 50 Jahre nicht überschreiten, wobei Erwachsenennieren auch auf Kinder transplantiert werden. Die Durchführung der Transplantation erfolgt nach

HLA- Bestimmung

den gleichen technischen Gesichtspunkten wie bei Erwachsenen [23]. Nur bei Kleinkindern kann eine erhebliche Disproportion zwischen der Größe des Transplantats und der des Kindes eine Verlagerung der Niere in den Intraperitonealraum notwendig machen. Die *immunsuppressive Therapie* besteht aus Prednisolon und Azathioprin. Vereinzelt wird zusätzlich Antilymphozytenglobulin eingesetzt. Bei Kindern konnte bislang keine bessere Transplantatfunktion mit Antilymphozytenglobulin gezeigt werden [14]. Cyclosporin A, ein neues Immunsuppressivum, von Calne erstmals erprobt [7], soll die konventionelle Therapie ablösen. Es kann allein oder mit einer geringen Prednisolonbasis verabreicht werden. Eine Multicenterstudie 1980-1981 konnte 20% besseres Transplantatüberleben unter Cyclosporin zeigen. Wieweit bei Kindern diese neue Behandlungsform mit Einsparen von Kortison und evtl. besserem Wachstum der konventionellen Therapie überlegen ist, wird die Zukunft zeigen.

6.7.3 Nachsorge und Hauptkomplikationen

6 Wochen stationär behandelt

Die Versorgung der Kinder nach Nierentransplantation erfolgt in den ersten 24 h auf der Intensivstation. Entscheidend für die Frühfunktion des Transplantats ist eine ausreichende Volumenbeladung mit Überwachung des zentralen Venendrucks, der bei 10 cm H_2O liegen soll [8]. Anschließend werden die Kinder stationär durchschnittlich 6 Wochen auf einer Allgemeinstation betreut. Akute *Abstoßungsreaktionen* häufen sich in der 1. und 4. Woche [14]. Die wichtigsten Zeichen sind Fieber, Rückgang der Diurese und Anstieg des Serumkreatinins. Die Nachsorge hat

Ambulante Kontrolle

zwei Hauptaufgaben: die Früherkennung einer akuten Abstoßungsreaktion und die Erkennung von Komplikationen durch die immunsuppressive Behandlung. Im 1. Jahr nach Transplantation sind ambulante Kontrollen 1mal pro Woche notwendig. Mit Abnahme der Häufigkeit der akuten Abstoßung kann nach 1 Jahr auch die Überwachung in größeren Abständen 1- bis 2mal pro Monat erfolgen.

Komplikationen

Die *Steroiddauerbehandlung* ist die *Ursache für die meisten Komplikationen,* wie Infektneigung, Katarakt, aseptische Knochennekrosen und Minderwuchs. Magengeschwüre werden bei Kindern selten beobachtet. Dagegen ist die arterielle Hypertension eine Hauptkomplikation – im eigenen Krankengut 82%.

6.7.4 Eigene Ergebnisse

Überlebensrate

In Hannover wurden durch Zusammenarbeit der Transplantationschirurgie (Leiter: Prof. Dr. R. Pichlmayr) und der Abteilung der Pädiatrischen Nephrologie (Leiter: Prof. Dr. J. Brodehl) von 1970 bis 1982 im Dezember 101 Nierentransplantationen bei 83 Kindern von 2–16 Jahren durchgeführt (Abb. 6.5). 12 Kinder wurden zwei mal und 3 Kinder wurden drei mal transplantiert (Abb. 6.6). Die

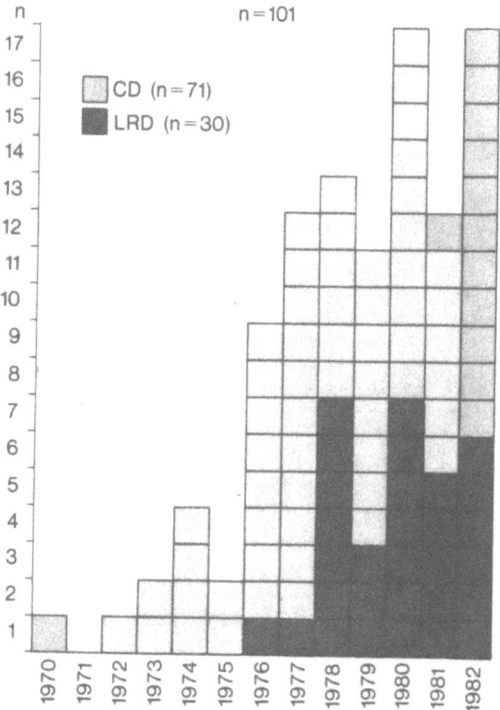

Abb. 6.5. Anzahl der Nierentransplantationen bei Kindern (2–16 Jahre) von 1970–1982 (Medizinische Hochschule Hannover)

Grundkrankheiten waren überwiegend angeboren, wie bereits in Tabelle 6.1 beschrieben wurde. Alle Transplantationen erfolgten in Kooperation mit Eurotransplant in Leiden. Die Transplantat- und Patientenüberlebensraten ergaben für die letzten 5 Jahre nach der Life-table-Berechnung 70 bzw. 100% für die Verwandtentransplantationen und 60 bzw. 80% für die Leichentransplantationen (Abb. 6.7). Die immunsuppressive Therapie wurde mit Azathioprin (Imurek) und Prednisolon (Decortin H) und zeitweise mit Antilymphozytenglobulin durchgeführt. Die entsprechende Dosierung ist in Tabelle 6.4 angegeben. Das Wachstum von 20 Jungen und 19 Mädchen, die länger als 1 Jahr mit einem funktionierenden Transplantat beobachtet wurden, wird in den Abb. 6.8 und 6.9 mit den normalen Wachstumskurven von Tanner verglichen. Nur 46% von 39 Kindern zeigten ein altersentsprechendes Wachstum, ohne Unterschied zwischen Verwandtentransplantationen (LRD) und Leichentransplantationen (CD). Von den 83 transplantierten Kindern lebten im Dezember 1982 noch 72 Kinder, davon 65 mit funktionierender Transplantatniere, 7 mit Dialyse.

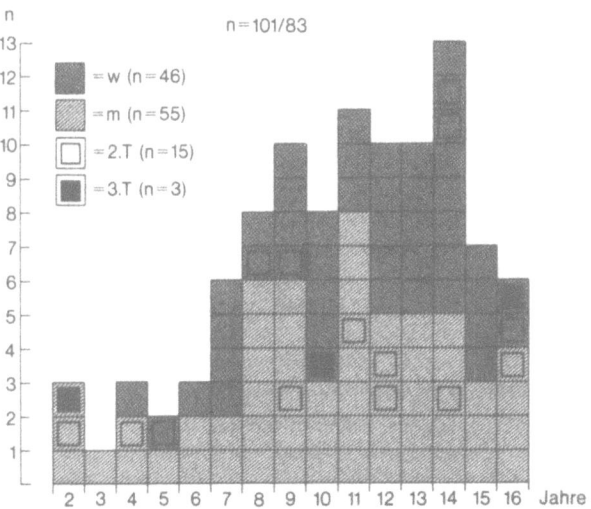

Abb. 6.6. Alter der Kinder zum Zeitpunkt der Nierentransplantation (Medizinische Hochschule Hannover, 1970–1982)

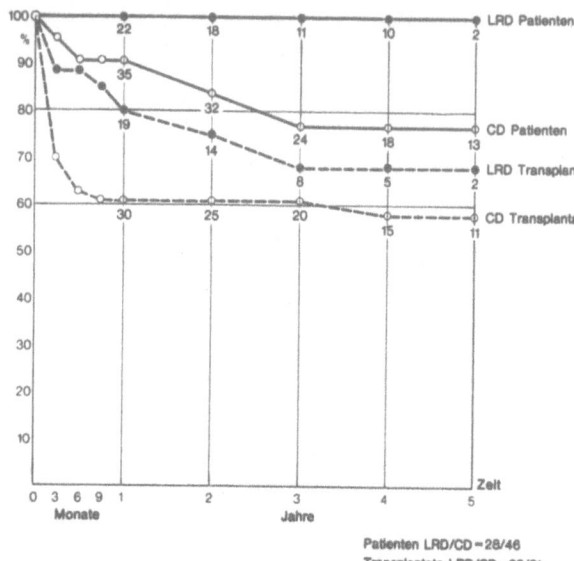

Abb. 6.7. Patientenüberleben und Transplantatfunktionskurve nach Nierentransplantation bei Kindern (2-16 Jahre) von 1976-1982 (Medizinische Hochschule Hannover). LRD = live related donors; CD = cadaver donors

Tabelle 6.4. Immunsuppresive Therapie (01.01. 1979)

1. Azathioprin	1-3 mg/kg KG
2. Antilymphocytenglobulin	
1.-14. Tag	30 mg/kg KG i.v.
3. Prednisolon	
1.-3. Tag	10 mg/kg KG i.v.
bis 3. Woche	3 mg/kg KG p.o.
4.-6. Woche	2 mg/kg KG
7.-9. Woche	1 mg/kg KG
10.-12. Woche	0,5 mg/kg KG
ab 1 Jahr	5-10 mg absolut
In der akuten Abstoßung	
1. Prednisolon 3-6 Tage lang	10-30 mg/kg KG i.v.
2. Lokale Röntgenbestrahlung	3 × 1,50 Gy alternierend

Abb. 6.9. Wachstumskurven nierentransplantierter Mädchen (1976- ▷ 1981), die länger als 1 Jahr mit funktionierendem Transplantat leben

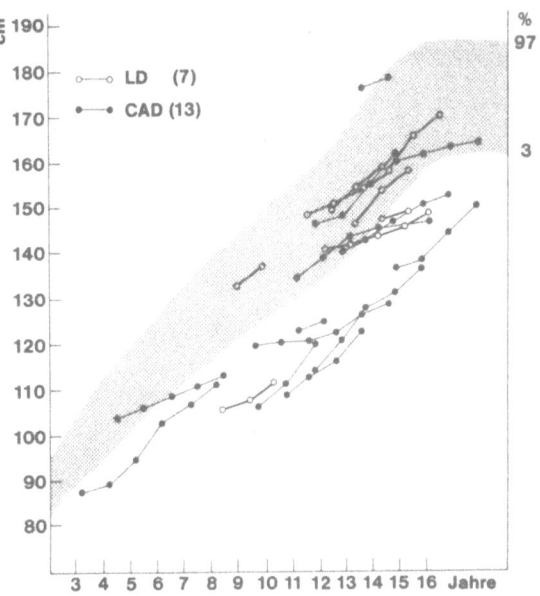

Abb. 6.8. Wachstumskurven nierentransplantierter Jungen (1976–1981), die länger als 1 Jahr mit funktionierendem Transplantat leben

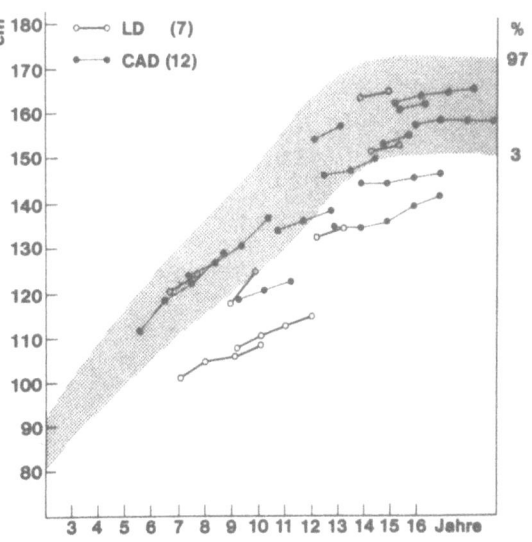

Tabelle 6.5. Übersicht

```
                          Transplantierte Kinder
                                 n = 83
                    ┌──────────────────┴──────────────────┐
                  leben                              verstorben
                n = 72 (87%)                         n = 11 (13%)
          ┌───────┴───────┐              ┌──────────────┼──────────────┬──────────────┐
  mit funktionierender  mit Dialyse   nach Abstoßung  postoperativ  mit funktionierender  Herzinsuffizienz
  Transplantatniere     n = 7 (9%)   keine erneute Dialyse  n = 5 (6%)   Transplantatniere    bei Oxalose
  n = 65 (78%)                        n = 3 (4%)                         n = 2 (2%)          n = 1 (1%)
```

Tabelle 6.6. Nierentransplantation beim Kind 1970-1982. Transplantatverlust (n = 37/101)

Immunologisch	17	55%
Gefäßkomplikation	7	23%
Primär funktionslos	5	16%
Rezidiv der Grundkrankheit (fokale Sklerose)	1	3%
Urinleck nach oberer Polnekrose	1	3%
	31	
Verstorben mit funktionierendem Transplantat	6	

Tabelle 6.7. Nierentransplantation beim Kind 1970-1982. Todesursachen (n = 11/83)

Infektion		5
Pneumonie	2	
Candida-Sepsis	2	
Bakterielle Sepsis	1	
Herzinsuffizienz		2
Niereninsuffizienz (ohne Fortführung der Therapie)		3
Perioperative Komplikation		1

11 Kinder sind verstorben, 2 mit funktionierender Transplantatniere, 5 postoperativ, 3 nach akuter Abstoßung ohne erneute Dialysebehandlung und 1 an den Folgen der Oxalose unter Dialysebehandlung (Tabelle 6.5).
Von den 65 Kindern, die mit einem funktionierenden Transplantat lebten, waren alle voll rehabilitiert, d.h. sie nahmen ohne Einschränkung am Schulbesuch teil, oder waren berufstätig. Ursache des Transplantatversagens waren in 55% die akute Abstoßung, gefolgt von 23% Gefäßkomplikationen, einem Rezidiv der Grundkrankheit (3%), einem Urinleck nach oberer Polnekrose (3%). In 16% blieb das Transplantat primär funktionslos (Tabelle 6.6). Die Todesursachen betrafen sowohl transplantationsspezifische Komplikationen infolge der Immunsuppression, als auch Vorschäden, vor allem des kardiovaskulären Systems (Tabelle 6.7).

6.8 Schlußbetrachtung

Terminale Niereninsuffizienz im Kindesalter muß heute nicht mehr schicksalhaft als Ende des Lebens betrachtet werden. Mit Aussicht auf eine Nierentransplantation hat die konservative Therapie und Dialysebehandlung noch an Bedeutung gewonnen. Wichtig ist, daß das Kind in einem guten körperlichen Zustand der Nierentransplantation zugeführt wird.
Die Kinder und ihre Eltern sollten deshalb frühzeitig mit einem Dialyse- und Transplantationszentrum Kontakt aufnehmen, wo die Behandlung von einem erfahrenen pädiatrischen Nephrologen bereits in der präterminalen Phase der Niereninsuffizienz beginnen kann.

Literatur

1. Ahearn DJ, Nolph KD (1972) Controlled sodium removal with peritoneal dialysis. Trans Am Soc Artif Intern Organs 28: 423-426
2. Balsan S, Garabedian M, Sorgniard R, Holick M, DeLuca H (1975) 1.25 DHCC and 1-alpha OH D_3 in children. Pediatr Res 9: 586-593
3. Baliah T, Kim KH, Anthone S, Anthone R, Montes M, Andres GA (1974) Recurrence of Henoch-Schönlein purpura gomerulonephritis in transplanted kidneys. Transplantation 18: 343-346
4. Belzer FO, Schweizer RT, Kountz SL, DeLorimier AA (1972) Malignancy and immunosuppression. Transplantation 13: 164-170
5. Bonzel KE, Diekmann L, Koch H, Lutkenhans C (1981) Erfahrungen mit der chronischen Peritonealdialyse (IPD und CAPD) beim Kind. Nieren Hochdruckkr 10: 61-67
6. Bricker NS, Klahr S, Lubowitz H, Slatopolsky E (1971) The pathophys iology of renal insufficiency. Pediatr Clin North Am 18: 595-611
7. Calne RY (1981) The development of immunosuppressive therapy. Transplant Proc 13: 44-49
8. Carlier M, Squifflet JP, Pirson Y, Gribomont B, Alexandre GPJ (1982) Maximal hydration during anesthesia increases pulmonary arterial pressures and improves early function of human renal transplants. Transplantation 34: 201-204
9. Colombi A (1980) Die Peritonealdialyse. Enke, Stuttgart, S 50
10. Curtis JJ, Wyatt RJ, Bathena D, Lucas BA, Holland NH, Luke RG (1979) Renal transplantation for patients with type I and type II membranoproliferative glomerulonephritis - Serial complement and nephritic factor measurements and the problem of recurrence of disease. Am J Med 66: 218-225
11. Fried W (1972) The liver as a source of extrarenal erythropoeitin. Blood 40: 671-677

12. Giovanetti S, Maggiore Q (1964) A low-nitrogen diet with proteins of high biological value for severe chronic uraemia. Lancet I: 1000-1003
13. Heinze V (1973) Dialyseindikation. Nieren Hochdruckkr 2: 105-110
14. Hoyer PF, Offner G, Brodehl J (1983) Acute rejection episodes in children after renal transplantation. Clin Nephrol 19: 61-66
15. Kjellstrand CM, Shidemann JR, Santiago EA, Mauer M, Simmons RL, Buselmeier TJ (1971) Technical advances in hemodialysis of very small pediatric patients. Proc Dialysis Transplant Forum 1: 124-132
16. Kluthe R, Lindenmaier K (1974) Praxis der Ernährungstherapie. Nieren Hochdruckkr 1: 3-7
17. Leumann EP, Briner J, Donckerwolcke RAM, Kuijten R, Largiadèr F (1980) Recurrence of focal segmental glomerulosclerosis in the transplanted kidney. Nephron 25: 65-71
18. Lewy JE, New MJ (1975) Growth in children with renal failure. Am J Med 58: 65-68
19. Malekzadeh MH, Pennisi AJ, Philipp L, Ettenger RB, Uittenbogaart CH, Fine RN (1978) Growth and endocrine function in children with cystinosis following renal transplantation. Trans Am Soc Artif Intern Organs 24: 278
20. Mehls O, Ritz E, Gilli G, Krensser W (1978) Growth in renal failure. Nephron 21: 237-247
21. Müller-Wiefel DE, Schindera F, Niggemann B, Dreikorn K, Halbfaß H, Mehls O, Michalk D, Klare B, Schärer K (1979) Nierentransplantation im Kindesalter. Fortschr Med 43: 1951-1957
22. Offner G, Brandis M, Brodehl J, Krohn H-P, Pichlmayr R, Tidow G (1979) Nierentransplantationen bei Kindern in Hannover 1970-1977. Dtsch Med Wochenschr 11: 393-401
23. Pichlmayr R, Brodehl J, Offner G, Tidow G (1982) Klinische Probleme und Ergebnisse der Nierentransplantation beim Kind. Med Klin 77: 79-82
24. Popovich RP, Moncrief JW, Nolph KD, Ghods AJ, Twardowski ZJ, Pyle WK (1978) Continnous ambulatory peritoneal dialysis. Ann Intern Med 88: 449-456
25. Pistor K, Bachmann HJ, Bläker F, Bulla M, Dippell J, Hake H, Holtvoeh W, Kirsch W, Lennert T, Müller-Wiefel DE, Offner G, Olbing H, Schüler HW, Stehr K, Straub E, Tewes J (1978) Akutes Nierenversagen im Kindesalter. Monatsschr Kinderheilkd 126: 328-330
26. Pistor K, Bachmann HJ, Graben N, Jakubowski HD, Olbing H (1980) Regionale Behandlung von Kindern mit Nierenversagen. Monatsschr Kinderheilkd 128: 136-140
27. Schärer K (1979) Chronische Niereninsuffizienz bei Kindern. Dtsch Ärztebl 8: 499-504
28. Schoenemann M (1978) Dietary and pharmacologic treatment of chronic renal failure. In: Edelmann CM (ed) Pediatric kidney disease. Little Brown, Boston, pp 475-487
29. Shear L, Harvey JD, Barry KG (1966) Peritoneal sodium transport enhancement by pharmakologic and physical agents. J Lab Clin Med 67: 181-188
30. Segar WE (1961) Peritoneal dialysis in infants and small children. Pediatrics 27: 603-613

31. Stenzel KJ, Stubenbord WT, Whitsell JC, Lewy JE, Riggio RR, Leigh JS, Marshall VF, Rubin AL (1974) Kidney transplantation. Use of intestinal conduits 229: 534–537
32. Toussaint C, Goffin Y, Patvliege P, Dupuis F, Depont E, Toussaint D, Kinnaert P, van Gertruyden J, Vereerstraeten P (1976) Kidney transplantation in primary oxaloxis. Clin Nephrol 5: 239–244
33. Walser M (1980) Does dietary therapy have a role in the predialysis patients. Am J Clin Nutr 33: 1629–1637

7 Nierenbiopsien im Kindesalter

M. Brandis

Die morphologische Diagnostik gehört seit 1958 zur vollständigen Klärung von angeborenen und erworbenen Nierenerkrankungen bei Kindern [27]. Die anfängliche Euphorie über den Aussagewert einer Nierenbiopsie ist in der letzten Zeit einer nüchtern kritischen Wertung und Indikationsstellung gewichen [20, 26]. Die Erfahrungsberichte der International Study of Kidney Disease in Children [22] einerseits als auch aus der Erwachsenennephrologie [2, 12, 20] erlauben es, die jeweilige Entscheidung zur Durchführung einer Nierenbiopsie in Abwägung der Risiken zu treffen.

Die klinische Symptomatik einer Nierenerkrankung kann nur in seltenen Fällen auf eine spezielle morphologische Veränderung schließen lassen. Bestimmte Verlaufsformen von Erkrankungen sind jedoch so eindeutig, daß die Gewißheit über die zu erwartende histologische Veränderung der Niere die Biopsie unnötig macht. Hierzu gehört das steroidsensible nephrotische Syndrom, das in den allermeisten Fällen mit einer Minimalläsion einhergeht [5, 14, 22]. Auch ist der Verlauf einer Poststreptokokkennephritis so typisch, und die Prognose bei Kindern so vorhersehbar günstig, daß die Kenntnis der Morphologie für den Patienten in der Regel keinen Nutzen bringt [11].

Aus einer Übersicht von Nierenbiopsien bei 276 Kindern (Abb. 7.1) wird die Variation der einzelnen Nephropathien im Kindesalter erkennbar. Diese Aufteilung entspricht jedoch nicht der Häufigkeitsverteilung von Nierenerkrankungen, da z. B. die steroidsensiblen nephrotischen Syndrome oder die Patienten mit akuter Glomerulonephritis in der Regel keiner Nierenbiopsie unterzogen werden. Neben den häufigen Erkrankungen mit nephrotischem Syndrom und Hämaturien kommt die gesamte Variationsbreite auch seltener Krankheitsbilder im Kindesalter zum Ausdruck.

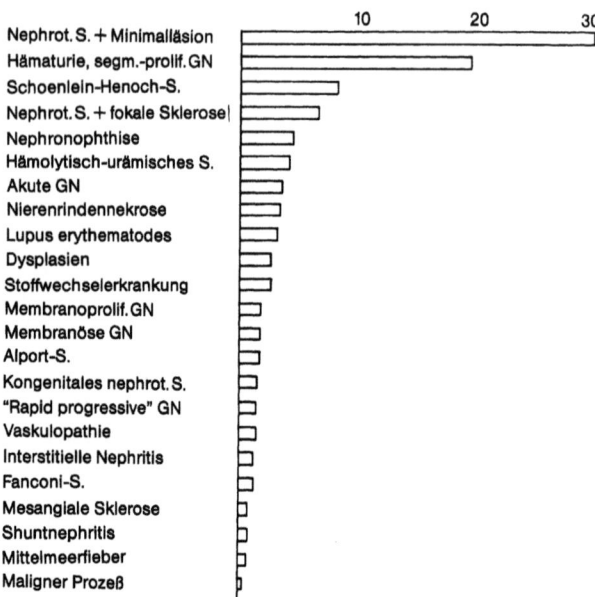

Abb. 7.1. Häufigkeitsverteilung der Biopsieergebnisse an 276 Kindern an der Kinderklinik der Medizinischen Hochschule Hannover 1972-1981 (*S.* Syndrom, *GN* Glomerulonephritis)

Wichtig für die Prognose

Die Einordnung von Nierenbiopsien in das diagnostische Programm muß daher unter dem Gesichtspunkt der Häufigkeitsverteilung, einerseits, und der Verschiedenartigkeit auch seltener Nephropathien andererseits, betrachtet werden. Neben den *selten zu erwartenden direkten therapeutischen Konsequenzen* sind vor allem *prognostische und* in einzelnen Fällen auch *humangenetische Aussagen* möglich.

Im einzelnen wird folgendes zu erörtern sein: Indikationsstellung, Kontraindikation, Technik und Komplikationen.

7.1 Indikationen

Die Schwere des Krankheitsbildes und die vermutlich therapeutische Beeinflußbarkeit bestimmen die Entscheidung zur Durchführung einer Biopsie.

In Tabelle 7.1 sind die verschiedenen Erkrankungen, die eine Nierenbiopsie rechtfertigen, zusammengestellt.

Tabelle 7.1. Indikationen zur Nierenbiopsie bei verschiedenen Nierenerkrankungen

I. Nephrotisches Syndrom als Leitsymptom
1. Steroidresistenz
2. Steroidabhängigkeit
3. Glomerulonephritis
4. Niereninsuffizienz
5. Komplementerniedrigung
6. Hypertonie
7. Kongenitale Nephrose

II. Glomerulonephritis als Leitsymptom
1. Schwerer Verlauf
2. Niereninsuffizienz
3. Komplementerniedrigung länger als 3 Monate
4. Hypertonie
5. Hereditäre Formen

III. Systemerkrankungen
Schoenlein-Henoch-Nephritis mit schwerem Verlauf
Lupus erythematodes
Goodpasture-Syndrom
Arteriitis nodosa

IV. Interstitielle Nephritiden

Bei nephrotischem Syndrom	Ist das **nephrotische Syndrom** Leitsymptom, wird die Entscheidung nach der Ansprache auf Steroide geprägt [5, 22]. **Bei Steroidresistenz** ist eine histologische Veränderung zu erwarten, die von einer Minimalläsion abzugrenzen ist [2, 5, 10, 22]. Auch Patienten mit **Steroidabhängigkeit** zeigen nicht selten glomeruläre Veränderungen, die nicht mehr der Minimalläsion zuzuordnen sind [24]. **Bei Begleitsymptomen einer Glomerulonephritis,** Nierenfunktionseinschränkung, Komplementerniedrigung und Hypertonie hilft die Biopsie zur Diagnosestellung, jedoch meist nicht zu therapeutischen Konsequenzen [2]. Auch die seltenen **kongenitalen Nephrosen** können durch die Biopsie in ihren Untergruppen differenziert werden. Aus dem Ergebnis sind auch humangenetische Konsequenzen zu erwarten.
Bei Nephritis	Ist die **Glomerulonephritis** das Leitsymptom, richtet sich die Entscheidung zur Biopsie nach der Schwere und **Dauer des Verlaufs.** Komplementerniedrigung, Hypertonie und **Hinweise für eine hereditäre Belastung** können zusätzliche Argumente sein [14, 15, 23, 25]. Bei Systemerkrankungen, wie Schoenlein-Henoch-Nephritis, sind es nur die seltenen **Varianten mit nephrotischem Syndrom und Niereninsuffizienz,**

die eine Nierenbiopsie notwendig machen [18, 20, 29]. Kontrovers ist die Indikation beim Lupus erythematodes [10]. Bei extrem seltenen Erkrankungen, wie *Goodpasture-Syndrom* und *Arteriitis nodosa,* sollte jeweils eine Biopsie vorgenommen werden, da der klinische Verlauf in diesen Fällen zu ungewiß ist.

Der Verdacht auf eine *interstitielle Nephritis* soll durch eine morphologische Untersuchung erhärtet werden, da das Ausmaß der histologischen Veränderungen auch einen prognostischen Wert hat.

Hämaturie

Eine *isolierte Hämaturie* ohne Proteinurie kann Anlaß zu einer Biopsie werden, wenn folgende Voraussetzungen gegeben sind:

- *Rezidivierende Makro- und Mikrohämaturien* sollten *innerhalb von 6 Monaten* einer Nierenbiopsie unterzogen werden.
- Bei ausschließlich *Mikrohämaturien* soll eine Periode von mindestens *2 Jahren Beobachtung* abgewartet werden.

Bei diesen Patienten geht es in der Regel um den Nachweis oder Ausschluß einer IgA-Nephritis oder einer heriditären Nephritis.

Besteht eine *Hämaturie mit Proteinurie* ohne klinisch subjektive Beschwerden und Nierenfunktionseinschränkung, soll schon *nach 3 Monaten* Beobachtung eine Nierenbiopsie erfolgen, wenn auch eine therapeutische Konsequenz bei diesen „oligosymptomatischen" Glomerulopathien nicht zu erwarten ist [28].

Niereninsuffizienz

Bei *akutem Nierenversagen* ist die Entscheidung zur Biopsie in Beziehung zu setzen zur vermuteten Genese [6, 30]. Liegt vermutlich eine *Nierenparenchymerkrankung* vor, sollte die Biopsie zur Klärung der Diagnose beitragen [8, 9]. Bei extrarenalen Ursachen eines Nierenversagens ist zunächst eine Nierenbiopsie nicht indiziert (Tabelle 7.1). *Bei langanhaltendem Nierenversagen* und vermuteter sekundärer Nierenrindennekrose kann die histologische Untersuchung Aussagen über die Erholungsfähigkeit zulassen.

Bei *chronischer Niereninsuffizienz* ist entsprechend Tabelle 7.2 eine relative Indikation zur Biopsie gegeben. Therapeutische Konsequenzen sind aus der histologischen Beschreibung nicht zu erwarten. Prognostische Aussagen auch in bezug auf den Zeitablauf sind häufig nur bedingt

Tabelle 7.2. Indikationen zur Biopsie bei chronischer Niereninsuffizienz

Verdacht auf Glomerulopathie mit Neigung zu Rezidiven
Verdacht auf hereditäre Nephropathien
Verdacht auf Stoffwechselstörung (Zystinose, Oxalose, Nephrokalzinose, Amyloidose)
Chronische Transplantatabstoßung

Tabelle 7.3. Kontraindikation zur Durchführung einer Nierenbiopsie

1. Einzelniere
2. Blutungsübel
3. Therapieresistente Hypertonie
4. Sehr kleine Nieren

möglich. Jedoch kann der Hinweis auf hereditäre Ursachen für die Indikation ausschlaggebend sein.

Die Bedeutung der *Nierenbiopsie bei Transplantatnieren* wird durch die Differenzierung verschiedenster Abstoßungsformen und ggf. nephrotoxische Veränderungen durch die immunsuppressive Therapie gerechtfertigt.

7.2 Kontraindikationen

Aus Tabelle 7.3 sind die wesentlichen Gründe, die die Durchführung einer Nierenbiopsie verbieten, dargestellt. Grundsätzlich muß die Indikation in Frage gestellt werden, wenn der diagnostische Vorteil nicht im Verhältnis zum Risiko für den Patienten steht.

7.3 Technik

Das übliche Verfahren ist eine *perkutane Biopsie,* die in allen Altersstufen im Kindesalter verwendet wird. Eine offene Biopsie nach Freilegung der Niere ist nur in seltenen Fällen notwendig, wie z. B. bei hypoplastischen, in ihrer Funktion eingeschränkten Nieren zum Nachweis insbesondere hereditärer Nephropathien.

Die Kinder benötigen eine Sedierung, z. B. mit Dolantin S (1 mg/kg KG) und Truxal (1 mg/kg KG) i.m. Bei sehr unruhigen Patienten kann eine Vollnarkose notwendig werden.

Die Lagerung der Patienten erfolgt auf dem Bauch, auf einer Kissenrolle. Die *Lokalisation der Niere* kann durch zwei Verfahren erfolgen: entweder durch eine Röntgenkontrastdarstellung unter Bildwandlerkontrolle [13, 16, 18] oder durch Ultraschall [3, 4, 7].
Nach Einzeichnen des unteren Nierenpols auf der Rückenhaut wird die Haut mit 2%igem Xylocain anästhesiert. Anschließend wird mit einer orientierenden Nadel die Muskulatur anästhesiert und die Nierenoberfläche aufgesucht. Mit Hilfe der Simultandurchleuchtung oder dem parallel aufgesetzten Ultraschallkopf [3] kann die atemparallele Nierenbewegung anhand der Nadelverschiebungen verfolgt werden. Nach Entfernen der Suchnadel wird die Biopsienadel (Trucat, Fa. Travenol, 2,5 und 4 cm) eingeführt und nach entsprechender Distanz nach Perforation der Nierenkapsel kurz in das Nierenparenchym vorgeschoben. Die Punktion selbst erfolg in Atempause. Die Aufbereitung des so gewonnenen Nierenzylinders erfolgt zur lichtmikroskopischen, Immunfluoreszenz- und elektronenmikroskopischen Auswertung [31].

7.4 Überwachung (Tabelle 7.4)

Nach der Biopsie werden die Patienten in Bauchlage mit Druckverband auf der Punktionsstelle gelagert. Viertelstündlich werden Puls und Blutdruck kontrolliert. Laborkontrollen ergänzen die Dokumentation. Mit Ultraschall lassen sich perirenale Blutungen frühzeitig diagnostizieren [21].

7.5 Komplikationen

Durch die Penetration der Biopsienadeln durch Haut, Muskulatur, Nierenkapsel und Nierenparenchym ist die Gefahr einer *Verletzung eines größeren Gefäßes* durchaus gegeben. Die bevorzugte Punktionsstelle ist der untere Nierenpol, da in dieser Gegend keine großen Gefäße oder Venen zu vermuten sind.

Letalität   Aus einer Umfrage an Hand von fast 3000 Biopsien [1] betrug die Letalität 0,10%. Makrohämaturien, teilweise über

Tabelle 7.4. Überwachung und Durchführung einer Nierenbiopsie

1. Lagerung in Bauchlage für 2 h
   Sandsack auf die Punktionsstelle
2. Bettruhe in Rückenlage bis zu 24 h
3. ¼- bis ½stündliche Puls- und Blutdruckkontrollen bis 4 h nach der Biopsie
4. Bis zum folgenden Morgen 2- bis 4stündliche Kontrollen
5. Kleines Blutbild am Abend und am nächsten Morgen nach der Biopsie
6. Urinstatus am nächsten Morgen

mehrere Tage, traten in 1,7% auf. Retroperitoneale *Hämaturien (0,41%)* waren weitere als Komplikation definierte Erscheinungen. In 0,14% waren zur Beseitigung der Punktionskomplikation operative Eingriffe erforderlich. Es darf vermutet werden, daß die Zahl der Komplikationen mit der Erfahrung des Punkteurs abnimmt. Die strenge Handhabung der Kriterien für eine Kontraindikation verringert die Anzahl an Komplikationen weiter.

7.6 Schlußfolgerungen

Zusammenfassend ergibt sich aus dem Vorhergesagten, daß die morphologische Diagnostik mit Hilfe der Nierenbiopsie im Einzelfall für die Bewertung eines chronischen Nierenleidens bei Kindern enorm wertvoll ist. Nur *selten sind therapeutische Konsequenzen* daraus ablesbar, jedoch können prognostische und auch humangenetische Aussagen möglich sein. Während ein großer Teil kindlicher Nierenerkrankungen durch seinen klinischen Verlauf und seine Gutartigkeit so eindeutig charakterisiert ist wie das nephrotische Syndrom oder die akute Poststreptokokkennephritis, treten im Einzelfall problematische Krankheitsfälle auf, die nur durch die histologische Diagnostik korrekt eingruppiert werden können. Auch wenn die therapeutische Konsequenz gering ist, fordern es doch häufig auch die Eltern, die kompliziert verlaufende, prognostisch häufig so problematische Erkrankung ihres Kindes genau einordnen zu können. In diesem Sinne wird es für eine Mehrzahl von Nierenerkrankungen im Kindesalter eine relative Indikation zur Durchführung einer Nierenbiopsie geben.

Literatur

1. Arbeitsgemeinschaft für Pädiatrische Nephrologie (1978) Praxis der perkutanen Nierenbiopsie im Kindesalter. In: Olbing H (Hrsg) Nierenbiopsie bei Kindern. Springer, Berlin Heidelberg New York, S 3-12
2. Austin HA (1983) Prognostic factors in glomerulo-nephritis. Contribution of renal histologic data. Am J Med 75: 382-391
3. Bachmann H, Heckemann R, Olbing H (1984) Percutaneous renal biopsy in children under guidance of ultrasonic real time technique. Int J Pediatr Nephrol 5: 175-178

4. Bartels EO, Jorgensen HE (1972) Experiences with percutaneous renal biopsy. Scand J Urol Nephrol 6: 57–63
5. Brandis M (1978) Nierenbiopsie bei Kindern. Nieren Hochdruckkr 5: 179–183
6. Brandis M (1979) Indikationen zur Nierenbiopsie bei akutem Nierenversagen und chronischer Niereninsuffizienz bei Kindern. In: Olbing H (Hrsg) Nierenbiopsie bei Kindern. Springer, Berlin Heidelberg New York, S 54–67
7. Chan JC (1983) Renal biopsies under ultrasonic guidance: 100 consecutive biopsies in children. J Urol 129: 103–107
8. Cole BR, Brocklebank JT, Kienstra RA, Kissane JM, Robson AM (1976) Pulse methylpredicolone therapy in the treatment of severe glomerulonephritis. J Pediatr 88: 307
9. Curtis JJ, Rakowski TA, Argy WP, Schreiner GE (1979) Evaluation of percutaneous kidney biopsy in advanced renal failure. Nephron 17: 259
10. Danovitch GM, Nissensen AR (1982) The role of renal biopsy in determining therapy and prognosis in renal disease. Am J Nephrol 2: 1979–1984
11. Dodge WE, Spargo BH, Travis LB, Srivastava NN, Carvajal HF, De Beukelaer MD, Longley MP, Menchaca JA (1972) Post-streptococcal glomerulonephritis. A prospective study in children. N Engl J Med 286: 273
12. Donadio JV (1982) The limitation of renal biopsy. Am J Kidney Dis 1: 249–250
13. Edelmann CM, Greifer I (1967) Modified techniques for percutaneous needle biopsy in children. J Pediatr 70: 81–86
14. Habib R (1970) Classification anatomique de néphropathies glomérulaire. Pädiatr Fortbild 28: 5
15. Hinglais N, Grünfeld JP, Bois E (1972) Characteristic ultrastructural lesion of the glomerular basement membrane in progressive hereditary nephritis (Alport's syndrome) Lab Invest 27: 473
16. Kark RM, Buenga RE (1966) Television minotored fluorescopy in percutaneous renal biopsy. Lancet II: 904–905
17. Levy M, Broyer M, Arsan A, Levin-Bentolila, Habib R (1976) Anaphylactoid purpura in childhood: Natural history and immunopathology. Adv Nephrol 6: 183
18. Lusted LB, Mortimore GE, Hopper J (1956) Needle biopsy under amplifier control. Am J Roentgenol 75: 953
19. Meadow RS, Glasgow EF, White RHR, Moncrieff MW, Cameron JS, Ogg CS (1972) Schoenlein-Henoch nephritis. Q J Med (N.S.) 163: 241
20. Morel-Maroger L (1982) The value of renal biopsy. Am J Kidney Dis 1: 244–248
21. Proesmann W, Marchal G, Snoeck L, Snoeys R (1982) Ultrasonography for assessment of bleeding after percutaneous renal biopsy in children. Clin Nephrol 18: 257–262
22. Report of the International Study of Kidney Disease in Children (1978) Nephrotic Syndrome in children: prediction of histopathology from clinical and laboratory characteristics at time of diagnosis. Kidney Int 13: 159
23. Sherman RL, Churg J, Yudis A (1974) Heredity nephritis with a characteristic renal lesion. Am J Med 56: 44

24. Siegel NJ, Gaudo KM, Krassner LS et al (1981) Steroid dependent nephrotic syndrome in children: histology and relapses after cyclophosphamide treatment. Kidney Int 19: 454-459
25. Spear GS, Slusser RJ (1972) Alport's syndrome. Am J Pathol 69: 213
26. Strike GF (1982) Controversy: The role of renal biopsy in modern medicine. Am J Kidney Dis 1: 241-243
27. Vernier RL, Good RA (1958) Renal biopsy in children. Pediatrics 22: 1003-1004
28. West CD (1976) Asymptomatic hematuria and proteinuria in children. Causes and appropriate diagnostic studies. J Pediat 89: 173
29. Wickre GG (1982) Complication of percutaneous needly biopsy of the kidney. Am J Nephrol 2: 173-178
30. Wilson DM, Turner DR, Cameron JS, Ogg CS, Brown CB, Chantler C (1976) Value of renal biopsy in acute intrinsic renal failure. Br Med J 2: 459
31. Zollinger HU, Mihatsch MJ (1978) Renal pathology in biopsy. Springer, Berlin Heidelberg New York

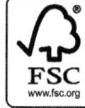

MIX
Papier aus verantwortungsvollen Quellen
Paper from responsible sources
FSC® C105338

If you have any concerns about our products,
you can contact us on
ProductSafety@springernature.com

In case Publisher is established outside the EU,
the EU authorized representative is:
**Springer Nature Customer Service Center GmbH
Europaplatz 3, 69115 Heidelberg, Germany**

Printed by Libri Plureos GmbH
in Hamburg, Germany